인트론바이오
박테리오파지 I

박테리오파지 I
혁신적-혁신 신약의 길

초판 1쇄 발행 2023년 2월 27일
초판 2쇄 발행 2024년 7월 27일

지은이 ㈜인트론바이오 대표이사   펴낸곳 크레파스북   펴낸이 장미옥
편집 ㈜인트론바이오 대표이사
    주소 (13201) 경기도 성남시 중원구 갈마치로 288번지 14, A동 1315호(상대원동, SK V1 타워)
    전화 (031)739-5378
    홈페이지 www.intron.co.kr / www.iNtODEWORLD.com

출판등록 2017년 8월 23일 제2017-000292호
주소 서울시 마포구 성지길 25-11 오구빌딩 3층
전화 02-701-0633   팩스 02-717-2285   이메일 creb@bcrepas.com

ISBN 979-11-89586-58-4 (03510)
정가 18,000원

이 도서의 국립중앙도서관 출판예정도서목록은 서지정보유통지원시스템 홈페이지(http://seoji.nl.go.kr)와
국가자료종합목록 구축시스템(http://kolis-net.nl.go.kr)에서 이용하실 수 있습니다.

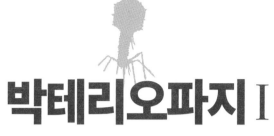

박테리오파지 I
혁신적–혁신
신약의 길

글 인트론바이오

그 길을 묻거든

이것으로 답하리

Contents

03 ── 넥스트 아이 다가올 미래는 내일의 오늘이다

it is iNtRON.

인트론바이오는 1999년 "시약의 국산화"를 모토로 사업의 첫 발걸음을 뗐다. 그 이후 2004년경, 동물에 감염하는 바이러스 진단제품을 개발·출시하면서 동물 진단분야에 신규로 발을 내딛었다. 아울러, 이 시기부터 박테리오파지 기술에 대한 투자를 본격화하면서, 그 첫 대상을 동물용 항생제 대체재 사업으로 정하고, 관련 분야에 처음 진출하게 되었다.

2009년 코스닥 상장을 위한 기술성평가를 거치고, 2011년 코스닥 상장을 계기로 박테리오파지 기술에서 파생된 '엔도리신'이라는 수퍼박테리아 치료제 개발에 본격적으로 뛰어들기 시작하였다. 이후, 2014년 첫 임상시험을 거치면서 인체 대상의 신약개발을 회사의 핵심방향으로 정한 바 있었다.

여기에 더하여, 2019년 바이러스 치료제 및 백신제 개발분야에 새롭게 진출하면서, 이를 신규 미래성장 기술분야로 설정하였다. 아울러 이러한 흐름에서, 앞으로 다가올 2024년경에는 면역치료제 분야로까지 진출할 계획을 갖고 있다.

이처럼, 인트론바이오는 대략 5년 주기로 R&BD[01]의 영역에 변화를 꾀해 왔다.

시약분야에서 진단분야로, 그리고 진단분야에서 신약분야로 변화시켜왔으며, 신약분야는 다시 세균질병에서 바이러스질병으로, 그리고 면역분야로까지 확대시키면서, "it is iNtRON."을 슬로건으로 "진단·예방·치료의 세계적 기업[02]"을 향해 "글로벌 R&BD 그룹"을 모토로 기술경쟁력을 확보해 왔다.

이에 인트론바이오의 R&BD를 설명할 때 그 출발과 과정, 그리고 목표를 담기에는, 일반적인 IR[03]자료나 학술논문으로는 한계가 있었기에 그 "혁신적−혁신"의 내용에 대해 조금은 쉽게 그리고 상세히 설명할 필요가 있었다. 아울러, 박테리오파지 자체에 대한 미래방향과 그에 따른 가설까지도 함께 설명하기 위해, 금번 "박테리오파지, 혁신적−혁신 신약의 길[04]"이라는 제목으로, 책자를

---

01 Research & Business Development를 의미하는 것으로, 단순한 연구개발이 아니라, 인트론바이오는 마켓을 지향하는 연구개발을 지향하고 있음을 말함.

02 Diagnostics · Prophylactics · Therapeutics로 표현됨.

03 Investor Relation을 의미하는 것으로, 기업이 자본시장에서 정당한 평가를 얻기 위하여 실시하는 홍보활동을 말함.

04 혁신적−혁신 신약 ; Innovative−Innovation Drug을 의미하는 것으로, 자체 정의한 용어임.

발간하게 되었다.

이 책이 인트론바이오의 R&BD 길을, 조금이라도 더 쉽게 이해하는 데 도움이 되기를 바라며, 또한 어찌 보면 대한민국의 조그마한 바이오벤처가 나름대로의 확고한 방향 속에서 박테리오파지를 정점으로 세계적 기술 경쟁력을 구축해 나가는 과정과 함께, 앞으로 나아갈 미래를 살짝이라도 엿볼 수 있는 기회가 되면 좋겠다.

이를 통해 인트론바이오가 가정하고 있는 여러 가설들이 증명되어, 이론화되는 과정 및 이를 가능케 하는 노력과 그 성공을 함께 지켜봐 주기를 바라는 기대 속에서 조그마한 이야기를 시작해 보고자 한다. **it is iNtRON.**

박테리오파지 세계로
들어가면서

인트론바이오는 지금까지 "글로벌 R&BD 그룹"을 모토로 혁신적-혁신 신약개발이라는 방향을 설정해 다수의 플랫폼 기술을 구축하는 데 심혈을 기울여 왔으며, 그 중심에는 박테리오파지가 크게 자리를 차지하고 있다.

박테리오파지를 간단히 설명하면, "세균을 잡아먹는 바이러스"라 정의할 수 있다. 이는 1915년 영국의 과학자 프레데릭 트워트[01]와 1917년 프랑스 과학자 펠릭스 데렐[02]에 의해 처음 발견되었으며, 초기에는 세균질병을 컨트롤할 수 있는 신의 선물로 여겨져 활발한 연구가 진행되어 왔다. 하지만 제2차 세계대전을 거치면서 페니실린을 중심으로 하는 합성항생제의 개발로 인해 설 자리를 잡지 못하였다. 그러다가 21세기에 들어서면서 기존 합성항생제의 오남용 및 내성균 출현 문제로 인해 다시금 재조명되기 시작하였고, 많은 연구자들이 세균에 대한 질병을 치료할 수 있는 대안으로 여기면서, 다시금 활발한 연구가 진행되고 있다.

01 Frederick W. Twort
02 Felix d'Herelle

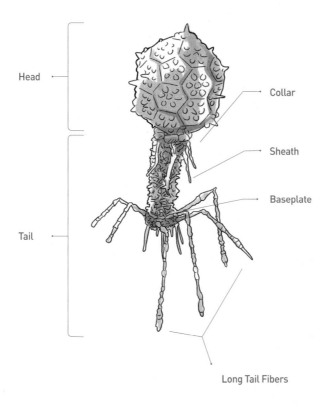

Head

Collar

Sheath

Baseplate

Tail

Long Tail Fibers

박테리오파지 모식도

즉, 지금까지의 박테리오파지 연구는 초기에 확립된 정의, 즉 "세균을 잡아먹는 바이러스"에 국한하여 세균질병을 치료 또는 해결할 대안으로 여겨져 왔다고 할 수 있다. it is iNtRON.

01

BC 기술시대

Before Concept - Before Cancer

퍼스트-인-클래스 신약개발

First-in-Class

박테리오파지의
동물분야 첫 적용

인트론바이오 또한, 박테리오파지는 세균을 잡아먹는 바이러스라는 정의에 기초하여, 사업 초장기 관련 연구를 확대해 왔다.

다만, 초기의 연구는 인체분야 보다는 동물분야에 국한하여 관련 연구가 진행되어 왔는데, 그 이유는 당시 사람에게 직접 박테리오파지를 먹이거나 투여하는 것은 현실적인 이유로 어렵다고 생각했기 때문이다. 이에, 사람보다는 한층 현실적으로 가능성이 높았던 동물분야, 즉 축산분야에 우선 적용하는 것을 방향으로 설정하였다.

사업 초기에는 살모넬라균[01] 등 양계산업에서 피해를 크게 입히고 있는 세균질병을 대상으로, 효율성 높은 박테리오파지를 분리하여 사료첨가제 형태로 산업화하는 데 집중하였다. 그 결과, 사료공정서[02] 개정에 발맞춰 2010년 사료첨가제 전문 기업과 함께 노력하여 박테리오파지 사료첨가제 제품의 사용허가를 획득하게 되었고, 관련 분야가 산업적으로 셋업되기 시작하였다.

다만, 관련 제품의 첫 허가를 획득한 후, 영업·마케팅 분야는 물론, 사료첨가제 형태로의 생산은 제휴한 사료첨가제 회사에 일임하고, 인트론바이오는 박테리오파지 자체의 원재료 생산과 후속연구에만 주로 집중하였다. 특히, 박테리오파지의 원재료 생산에 많은 투자를 하였는데, 이를 위해 생산기술 향상 및 대량생산체제 구축 등 다양한 박테리오파지의 생산시스템 구축에 심혈을 기울여 나갔다. 그러면서 동시에, 박테리오파지에 대한 플랫폼 R&BD에 더욱 집중하였는데, 특히 동물분야에서 인체분야로 박테리오파지에 대한 연구분야를 전환하면서 관련 연구를 확대해 나가기 시작

---

01 *Salmonella* sp. 살모넬라균.
02 사료공정서는 농식품부 "사료관리법" 및 같은 법 "시행규칙"에서 위임한 사료의
    품질관리와 안전성 확보에 필요한 사료공정·사료의 표시기준 및 첨가·혼합제한 등에 관한
    사항을 규정하고 있음.

하였다. 즉, 동물분야에 대한 투자는 일정 부분의 투자로만 한정 지으면서, 인체분야로의 R&BD에 집중하게 된 것이다.

어쨌든 산업적으로 동물산업에 처음으로 셋업된 박테리오파지 분야는 일정 수준으로 인트론바이오에 수익을 가져오게 되었다. 다만, 이러한 수익의 대부분은 인체분야의 연구개발에 재투자하는 구조로 이끌어가고 있다. 다시 말해서, 동물분야에 대한 투자는 일정 수준을 넘지 않는 범위에서만 이뤄지는 사업구조로 셋업한 것이다. 좀 더 동물분야에 투자를 단행할 필요도 있었겠지만, 회사의 R&BD 방향을 인체분야로 설정하고 있기에, 동물분야 박테리오파지 시장이 크게 성장치 못하더라도 일정부분 감내해야 한다고 생각하고 있다. 이는 동물과 인체를 모두 잘할 수는 없다는 판단에 기인한다.

동물산업과 관련한 사업구조에 대해 좀 더 상세히 설명할 필요가 있겠다. 인트론바이오가 박테리오파지 원재료를 생산하여 공급하면, 사료첨가제 기업에서 사료첨가제 형태로 생산해 이를 사료회사에 공급하게 되고, 사료회사에서는 사료형태로 생산하여 궁극적으로 관련 축산농가 등에 판매하는 구조로 되어 있다. 이러한 상기 사업구조에서 가장 중요한 것은, 박테리오파지의 생산성 및 고농

축성이었으며, 이에 인트론바이오는 박테리오파지 원재료 생산시스템을 효율화시킴은 물론, 고농축 생산체제를 개발할 필요가 있었다. 이와 관련하여 현재 인트론바이오는 큰 경쟁력을 갖고 있다.

특히, 인트론바이오가 박테리오파지를 생산하는 규모는, 인체분야를 주로 연구개발하는 해외 여러 기업들의 생산규모와 큰 차이가 있다. 동물분야는 수백~수만 톤 단위로 사료가 생산되고 있고, 사료첨가제 또한 수천 킬로그램~수 톤 단위가 생산의 기본 단위이기 때문이다. 이에, 박테리오파지 또한 수백~수천 그램 단위 이상으로 생산되어야 한다. 이러한 규모의 생산단위는 인체분야에서는 가히 상상할 수 없는 규모로써, 인트론바이오가 갖고 있는 박테리오파지 생산체계의 큰 경쟁력이라고 하겠다.

더욱이, 인트론바이오는 기존 생산시스템을 향상시키는 파지 생산고도화 프로젝트를 지속적으로 수행해 오고 있다. 이를 통해 보다 간편하고, 보다 체계적으로, 그리고 보다 효율적으로 생산키 위한 기술개발에 나서고 있다. 즉, 박테리오파지 자체의 원재료 생산기술 향상에 많은 노력을 기울이고 있는 것이다. 이러한 노력과 투자는 단순히 동물분야를 위한 것이 아니라, 향후 인체분야

박테리오파지 GMP[03] 생산시설을 보유할 시기가 올 것이라 전망하고 있기 때문이다. 이때를 위해 인트론바이오는 단계적으로 관련 기술과 데이터를 확보해나가고 있다.

이처럼, 박테리오파지의 초기 산업화 셋업은 동물분야로 시작되었으나, 관련한 투자는 주로 인체분야를 대상으로 생산기술 및 생산시스템의 고도화 프로젝트가 진행 중이다. 이는 향후 다양한 박테리오파지 플랫폼 기술의 완성을 통해 박테리오파지가 인체분야에 직접 적용되었을 때, 효과적으로 그리고 안전하게 생산할 수 있는 기술을 확보하는 데 그 방향성을 두고 있다. **it is iNtRON.**

---

03 Good Manufacturing Practice. 의약품 제조 품질 관리 기준.

박테리오파지 유래
엔도리신에 대한 투자개시

인트론바이오는, 동물분야의 박테리오파지에 대한 첫 적용을 시점으로 관련 박테리오파지 연구를 확대해 왔다. 하지만, 동물산업은 시장에 한계성이 있었고, 무엇보다 신약개발의 궁극적 방향은 사람을 건강하게 하는 것이라는 믿음이 있었다. 죽어가는 사람을 살리는 약을 개발하는, 일종의 모럴버스터[04] 신약을 개발하는 것이 진정한 신약개발이라고 생각한 것이다. 이를 위해서는, 박테리오파지 연구를 인체분야로 전환키 위한 새로운 전략을 세워야 했다.

---

04 Moral Buster. 모럴 버스터. 1조원 이상의 매출을 올리는 신약을 의미하는
블록 버스터(Block Buster) 신약과 대비되는 용어로써, 죽어가는 사람을 살리는 신약을 의미함.

이러한 배경에서 인트론바이오는 인체분야 신약개발로 회사의 R&BD 방향을 전환하였다. 처음 주목한 것은 바로 엔도리신[05]이라는 단백질 효소로써, 박테리오파지가 실제로 세균을 죽일 때 작용하는 효소에 주목하게 되었다. 그리고 그 첫 번째 타깃으로, MRSA[06] 및 VRSA[07]라는 일종의 수퍼박테리아를 연구 대상으로 설정하였다. 확보했던 박테리오파지로부터 엔도리신SAL200을 처음 개발하고, 이에 대한 수퍼박테리아 치료제 임상진행을 위한 관련 연구가 활발히 진행되었다.

하지만, SAL200의 임상 연구를 처음 계획할 때 큰 어려움에 봉착하였다. 미국이나 유럽을 포함하여 전 세계 어느 나라의 바이오 기업에서도 엔도리신 자체를 이용하여 임상에 진입한 사례가 없었기 때문이다. 이에 정부승인기관의 허가를 획득하는 데 회사의 역량을 집중하게 되었다.

---

05 Endolysin. 엔도리신 또는 엔도라이신이라 말함.

06 MRSA. Methicillin-Resistant *Staphylococcus aureus*를 말하며, "멀사"라 간략히 말하기도 함. 메티실린 항생제에 내성을 보이는 황색포도알균 감염증을 총칭하여 일컬음.

07 VRSA. Vancomycinn-Resistant *Staphylococcus aureus*를 말하며, "벌사"라 간략히 말하기도 함. 최고의 항생제라 하는 반코마이신 항생제에 내성을 보이는 황색포도알균 감염증을 총칭하여 일컬음.

인트론바이오는 식약처, CRO[08], 대학병원 임상기관 등 관련 전문기관 및 기업들을 수없이 만나면서, 상기 엔도리신의 임상설계에 대해서 컨설팅을 구했다. 하지만 그들 대부분이 해외의 사례, 특히 미국 FDA의 사례가 필요하다고 하였고, 이를 해결하는 데 많은 우여곡절을 겪어야만 했다. 이를 극복하는 유일한 길은, 자체적인 증명시험 및 데이터 등을 통해서 정부기관이나 CRO 및 대학병원을 합리적으로 설득 및 이해시키는 것이었다.

숱하게 어려운 상황과 난관을 헤쳐 나가면서, 한국 식약처로부터 임상1상 승인을 받는 데 성공했다. 드디어 인트론바이오가 자체 신약후보물질을 통해서, 진정한 "퍼스트-인-클래스[09]" 신약으로 전 세계 최초의 인체 내 투여를 시도할 수 있게 된 것이다. 이는 회사 구성원 모두가 큰 뿌듯함과 자부심을 갖게 된 순간이기도 하였다.

08 Contract Research Organizations. CRO 임상시험대행기관.
09 First-in-Class. 퍼스트-인-클래스. 특정 계열에서 최초로 개발되는 신약을 의미함.

처음으로 사람에게 SAL200 신약을 투여한 순간, 안전성에 대한 우려를 말끔히 씻으면서 큰 문제없이 성공적으로 마무리되었다. 드디어 SAL200 신약은 회사 내에서 처음으로 인체에 투여된 주사제가 되었고, 동시에 전 세계 최초로 임상에 진입한 엔도리신 신약이 된 것이다. 또한 이는 WHO INN[10]으로부터 토나버케이즈[11]라는 이름을 얻게 된 계기가 되었다. 앞으로 전 세계 모든 엔도리신 기업들은 '버케이즈'라는 이름의 성을 사용해야 하며, 거기에 '토나'처럼 이름을 명명해야 하는 것이다. 즉, 인트론바이오가 엔도리신 신약의 성姓을 만든 셈이며, 이는 회사에 큰 자부심을 심어 주었다.

SAL200 신약으로 시작된 엔도리신 대상의 신약개발은, 또 하나의 개발방향에 있어서 전기를 맞이하게 된다. 바로, 그램음성균[12]에 대한 엔도리신 개발이라는 큰 숙제에 도전하게 된 것이다.

---

10   International Nonproprietary Names (INN) 국제일반명을 말하는 것으로,
      최초로 임상시험이 이뤄진 신약에 한해서 WHO에서 국제적으로 통용되도록
      물질명을 명명하고 있음.
11   Tonabacase. 토나버케이즈.
12   Gram Negative Bacteria. 그램음성균.

아직까지, 엔도리신 자체를 이용하여 그램음성균에 효과적인 엔도리신 신약개발은 어느 기업도 성공하지 못하고 있다. 이를 극복하기 위해서는 여러 가지 허들을 넘어야 하기 때문이다.

엔도리신은 세균의 펩티도글라이칸[13]이라는 구조를 특이적으로 인식하여 절단하는 것을 특징으로 한다. 하지만, 그램음성균의 경우에는 이러한 펩티도글라이칸 구조의 바깥쪽에 외막[14]이라는 구조를 갖고 있다. 이 때문에 근본적으로 엔도리신은 그램음성균에는 효과적이지 않다는 것이 정설이다.

하지만, 인트론바이오는 독자적인 여러 기술에 기반하여, 그램음성균에 대한 다수 엔도리신 후보물질의 개발에 성공하였다. 현재는 이를 보다 신약에 걸맞게 조정하는 일종의 튜닝 과정에 있다고 할 수 있다. 이처럼, 엔도리신 자체에 단백질공학 기술과 바이오인포매틱스[15] 기술 등을 접목하여, 새로운 기능을 부가할 수 있는 원천기술을 확보하였으며, 이를 통해 회사의 엔도리신 개발 방

---

13 Peptidoglycan. 펩티도글라이칸.
14 Outer membrane. 세균의 외막.
15 Bioinformatics. 바이오인포매틱스. 생물정보학.

향이 전환된 것이다.

그리고 이는 잇트리신®16 플랫폼 기술의 탄생으로 이어졌다. 기존 SAL200 신약은 자연계에 존재하는 엔도리신 자체에 기반하여 인체에 적용시킨 것이었다. 하지만 후속의 다양한 엔도리신 개발들은 잇트리신® 기술을 적용하여 개발하고 있다. 즉, 그램음성균을 비롯하여 다수 그램양성균17 치료제에 대한 후보물질의 경우, 잇트리신® 기술이 적용되어 다양한 기능을, 필요에 따라 부가하는 방식으로 개발하고 있는 것이다. **it is iNtRON.**

---

16 itLysin®을 말하며, 인트론바이오의 기술 상표명임.
17 Gram Positive Bacteria. 그램양성균.

잇트리신®

엔도리신 분야에
새로운 생명을 불어넣다!
잇트리신®

　초창기 엔도리신 연구는 MRSA와 VRSA 등 황색포도알균[18]이 문제를 일으키는 세균질병에만 국한하여 진행하였다. 여기에는 크게 두 가지 이유가 있다. 첫 번째는 기술적 한계였다. 수많은 박테리오파지로부터 뛰어난 효능의 엔도리신 후보물질을 찾는 데 어려움이 많았다. 일반적인 단백질공학 기술을 적용하는 기술수준으로 다수의 세균질병까지 확대하는 것은 현실적으로 매우 어려웠다. 두 번째 이유는 엔도리신의 성공 가능성에 대한 불확실성이었다. 이때만 하더라도 세계적으로 엔도리신 자체를 이용한 임상시험이 전무하였다. 회사 또한 신약개발의 경험이 처음이었

18　*Staphylococcus aureus*, 황색포도알균

기에, 다양한 세균질병으로 무작정 확대할 수 없었다. 이처럼 기술의 한계 및 성공가능성의 불확실성으로, 개발 대상이 되는 세균질병에 제한을 둘 수밖에 없었다. 즉, 본 엔도리신 분야에 전면적인 투자를 진행하기에는 다소 리스크가 있다고 판단하였다.

하지만 얼마 지나지 않아 인트론바이오에 신약개발의 봄이 찾아왔다. 첫 번째 신약후보물질이었던, SAL200 신약이 국내임상에 성공적으로 진입하고, 더불어 2018년 스위스 기업에 기술이전까지 이뤄낸 것이다. 이를 계기로 인트론바이오는 신약개발의 성공가능성 및 무한한 발전가능성에 새롭게 눈을 뜨게 되었다. 아울러 이때부터 엔도리신 분야에 보다 공격적인 투자를 단행할 필요가 있겠다는 생각을 하였다. 그 결정적인 계기는, 바로 잇트리신®이라는 독자적인 R&BD 플랫폼 기술의 구축이었다. 이를 통해 관련 연구 범위를 여러 세균질병으로까지 확대할 수 있게 된 것이다.

기존 엔도리신들은 자연계에 존재하는 박테리오파지로부터 파생된 원형 그대로를 유지하면서 신약후보물질로 개발해 나가고자 했다. 히지만 잇트리신®의 핵심은 기존 엔도리신이 갖는 특성 중에서 신약으로써의 일부 단점들을 개선시키거나 장점을 극대화시키는 것이었다. 그간 구축된 지식 및 데이터 등에 기초하여 신약으로서

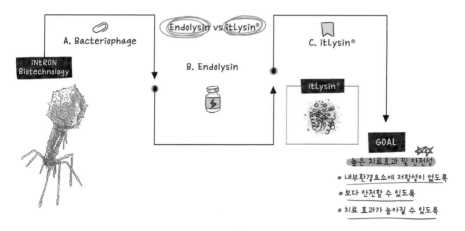

A. Bacteriophage

iNtRON Biotechnology

Endolysin vs itLysin®

B. Endolysin

C. itLysin®

itLysin®

GOAL

높은 치료효과 및 안전성

- 내부환경요소에 저항성이 없도록
- 보다 안전할 수 있도록
- 치료 효과가 높아질 수 있도록

엔도리신과 잇트리신®

이상적인 새로운 엔도리신 개발에 도전하게 된 것이다. 인트론바이오는 단백질 공학기술 및 바이오인포매틱스 기술 등을 적용시켜 여러 기능을 부가해 기존보다 향상된 신약후보로 개발해 나가고 있다. 또 이렇게 관련 기능을 향상시키는 과정에서 신약으로서의 성공 가능성 또한 크게 향상되는 긍정적 결과를 가져오게 되었다.

인트론바이오는 박테리오파지에 기초하여 신약개발의 터를 닦았다. 그리고 엔도리신으로 첫 임상시험 및 기술수출을 성공적으로 이뤄낸 바 있다. 이제는 잇트리신® 분야를 이용하여 다양한 엔도리신 후보물질들을 개발하는 데 집중 투자하고 있다. 인체 분야 신약개발 R&BD 플랫폼 기술을 탄생시키면서, 관련 세균질병의 대상을 점차 확대해 나가고 있으며, 이를 통해 인트론바이오만의 플랫폼 기술을 더욱 확고히 하고 있는 것이다.

잇트리신® 기술은 다양한 세균질병을 대상으로 엔도리신 개발에 적용되고 있는데, 크게 그램음성균과 그램양성균으로 나뉘어 개발되는 중이다. 특히 인트론바이오는 그램음성균 대상의 잇트리신® 개발에 심혈을 기울이고 있다. 아시네토박터 바우마니[19], 슈도모나스 에루기노사[20], 클렙시엘라 균[21]등의 그램음성균에 효과적인 GN200 시리즈의 개발이 대표적이다. 보다 신약개발의 성공가능성을 높이고자 여러 측면에서 기능을 향상시키고 있는 것이다. 이는 잇트리신® 플랫폼 기술의 총아로써 여러 기술과 정보가 총망라되어 그램음성균에 대한 엔도리신 개발에 적용되고 있다.

이와 더불어, 클로스트리디오이데스 디피실[22], 바실러스 앤트락

---

19 *Acinetobacter baumannii*. 아시네도박터 바우마니균
20 *Pseudomonas aeruginosa*. 녹농균
21 *Klebsiella sp*. 클렙시엘라균
22 *Clostridioides difficile*. 클로스트리디오이데스 디피실균

스[23], 엔테로코커스 패시움[24] 등의 그램양성균에 대응하는 잇트리신® 개발에도 심혈을 기울이고 있다. 이들 세균에 대한 내성이 빠르게 증가하고 있음은 물론, 그 감염이 더욱 확산되고 있는 상황이다. 이에, 관련 사망자 또한 지속적으로 증가하고 있기에 관련 기술 개발은 필수적이라 판단한다.

이처럼 항생제에 대한 문제점 및 이로 인한 내성균은 점차 인류의 건강과 생존에 큰 위협으로 다가오고 있다. 특히 코로나 감염 및 이로 인한 항생제의 사용증대 등의 영향이 더욱 가속화 될 것이라고 한다. 이는 미국 CDC[25]에서 최근 2022년 발간한 스페셜 리포트에서도 크게 다루어진 바 있다. 이 보고서에서는 미국 내 항생제 내성균에 대한 위험성을 재조명[26] 하고 있으며, 관련 분야에 대해 큰 투자를 하겠다고 밝힌 바 있다.

인트론바이오 잇트리신® R&BD 플랫폼 기술의 방향은 주요 세균 질병에 대한 각각의 잇트리신® 개발에 성공하는 것이다. 즉, 인류

---

23 *Bacillus anthracis*. 탄저균
24 *Enterococcus faecium*. 엔테로코커스 패시움, 장내 구균
25 Centers for Disease Control and Prevention. 미국 질병 관리 센터.
26 COVID-19 US Impact on Antimicrobial Resistance, 2022

에게 위협이 될 수 있는 다양한 내성균에 효과적인 신약을 개발하는 것이다.

   제2차 세계대전 즈음, 알렉산더 플레밍[27]에 의해서 페니실린이라는 항생제가 개발되었다. 이후 지금까지의 항생제들은 페니실린보다 더욱 강한 항생제 개발을 촉진시켜 왔다. 이로 인해 더욱 강한 내성균, 즉 수퍼박테리아[28]를 탄생시키게 되었고, 이것이 현재 인류를 위협하고 있다.

   인트론바이오의 잇트리신® 후보물질명에는, SAL200, BAL200, GN200 등 200을 붙이고 있다. 이는 "200년 이상 유지되는 신약"이라는 뜻과 함께, 페니실린이 개발된 "20세기 초"로 되돌아가서, "제로상태"에서 다시 새로운 항생제를 개발해야 한다는 개념 또한 함축되어 있다. 물론 플레밍의 발견으로 촉발된 합성항생제가 지금까지 수없이 많은 감염환자들에게 생명의 약이 되었음은 분명한 사실이다. 하지만 그 뒤안길에는 수없이 많은 내성균의 출현은 물론, 이로 인해 역설적으로 수없이 많은 환자와 사망자를 초래하

---

27 Alexander Fleming.
28 Superbacteria를 말하며, 항생제에 내성을 보이는 균을 총칭함.

는 물질이 되고 있는 것이다.

전 세계는 세균질병에 대한 항생제 개발의 방향을 새롭게 규정할 필요가 있다. 즉, 내성세균에 효과적이면서도 유해한 세균만을 죽이는 방식으로 선택성을 높임으로써, 보다 올바르게 세균질병에 대응할 수 있는 새로운 항생제 개발에 힘써야 하는 것이다.

기존 합성항생제들은 유해한 세균과 무해한 세균 모두를 구분 없이 죽이고 있다. 이는 장내세균의 불균형을 초래하게 되고, 결국에 여러 면역질환은 물론 또 다른 감염질환의 원인으로 작용하기도 한다. 여기에 더하여 강한 내성균, 즉 수퍼박테리아를 출현시키는 원인이 되기도 한다. 때문에 인류에게는 새로운 항생제 개발이 절실한 것이다.

인트론바이오는 당연히 블록버스터 신약을 통해 기업으로서의 존재의미를 지켜갈 것이다. 하지만 이와 더불어 모럴버스터 신약을 통해 죽어가는 사람을 살리는 사명도 잊지 않고 있다. 관련 잇트리신® 후보물질들이 성공적으로 신약으로 개발되어 시장에서 많은 사람들에게 큰 도움이 될 때까지, 인트론바이오는 관련 연구개발 투자를 지속해 나갈 것이다. **it is iNtRON.**

파지리아®

면역으로의 신대륙 항해 !
파지옴 向
파지리아® 플랫폼

인트론바이오의 잇트리신® R&BD 플랫폼 기술은, 박테리오파지에 기초하여 R&BD의 방향을 동물 분야에서 인체 분야로 전환시킨 큰 전환점이 되고 있다. 기존 엔도리신을 넘어서 잇트리신® 기술을 새롭게 셋업하면서, 그 대상이 되는 세균질병 또한 점차 확대해 나가고 있으며, 이를 통해 최근 문제가 되고 있는 여러 세균질병을 타깃할 수 있게 된 것이다.

인트론바이오는 이처럼 세균질병을 주요 대상으로 삼고 있는 잇트리신® 분야 외에, 새로운 분야로 또 다른 R&BD로의 발걸음을 떼게 된다. 즉, 면역으로의 발걸음이다.

마이크로바이옴[29]은 장내세균총 또는 장내미생물총이라고도 부른다. 수년 전부터 여러 국내외 바이오 벤처기업은 물론 대기업, 그리고 대학교 교수팀에서 많은 연구가 이뤄지고 있는 분야다. 장내에 존재하는 세균미생물총이 사람의 건강과 질병에 중요하다고 하는 것이다. 영양분의 축적, 외부물질로부터의 방어, 그리고 여러 질병에 이르기까지 그 역할은 수없이 많은 것으로 알려지고 있다. 특히, 사람의 면역에 직간접적으로 매우 큰 영향을 끼친다고 알려져 있다. 이 때문에 마이크로바이옴을 미래 새로운 신약개발의 한 축으로 삼아야 한다고 하는 것이다. 여기에 다른 이견을 갖고 있는 사람들이 거의 없을 정도로 점점 더 장내세균의 인체 내 면역에 대한 중요성이 강조되고 있으며, 또한 새로운 사실들이 밝혀지고 있다.

특히, NGS[30] 기술의 발달로 지금까지 배양되지 못했던 장내 미생물을 분석할 수 있게 되면서, 더욱 관련 연구가 증대되고 있다. 이러한 NGS 분석을 통해 장내미생물을 분석해보니, 세균과 바이

---

29 Microbiome. 미생물 (microbe) + 생태계 (biome)의 합성어로,
     우리 몸속에 살고 있는 미생물의 유전정보를 통칭하며, 제2의 게놈으로 불림.
30 Next Generation Sequencing의 줄임말로써, 차세대 염기서열 분석을 말함.

러스, 고세균[31], 곰팡이, 원생생물[32] 등으로 구성되어 있음이 확인
되었다. 그 중에서 93% 이상이 세균으로 구성되어 있기 때문에 마
이크로바이옴은 주로 장내세균을 의미하는 것으로 사용된다.

　　이 지점에서, 인트론바이오가 박테리오파지를
　　이용하여 면역에 관심을 갖는 이유를 설명해 보겠다.
　　마이크로바이옴, 장내세균총이라는 것이 무엇인가?
　　세균 덩어리… 즉, 세균인 것이다.

　다시 말해서 세균이 면역에 중요하다고 한다면, 그 세균을 죽이
는 박테리오파지 또한 면역과 중요한 연관성을 갖고 있을 것이라
고 충분히 연결지을 수 있다. 즉, 박테리오파지는 세균과 함께 면
역에 중요한 역할을 하고 있을 것이다. 이에 파지옴[33]이라는 학문
분야가 태동하였고, 인트론바이오의 파지리아® 플랫폼 기술은 이
러한 파지옴을 대상으로 하고 있다.

31　Archaea. 단세포로 되어 있는 미생물의 한 종류임.
32　진핵세포 생물체의 한 종류임.
33　Phageome을 의미하며, 박테리오파지의 집합적 개념임.

이처럼 장내세균이 사람의 건강과 면역에 중요한 역할을 하고 있고, 박테리오파지가 세균을 잡아먹는 바이러스라고 정의되는 것을 이해하게 되면, 박테리오파지를 회사 연구의 주요 축으로 삼아 왔던 인트론바이오의 입장에서 면역 분야에 주목해야 하는 것은 너무나도 자연스럽고 당연한 방향이지 않을까 한다.

인트론바이오는 박테리오파지 연구 분야를 면역 분야로 확대하게 되었고, 이에 또 다른 R&BD 분야로 발걸음을 떼게 되었다. 파지옴 분야를 새롭게 주목하여, 파지리아®34 라는 플랫폼 기술로 규정하게 된 것이다.

파지리아®는 박테리오파지와 박테리아에서 합성된 인트론바이오의 기술 용어다. 쉽게 말해서 박테리오파지와 세균 간의 관계를 기초로 연구개발하는 분야를 일컫는다. 박테리오파지가 세균을 잡아먹는 바이러스라는 개념을 그대로 살린 기술 용어가 파지리아®라고 할 수 있는 것이다. 파지리아®는 박테리오파지가 세균을 잡아먹는다는 일반적인 박테리오파지 개념을 넘어서, 이를 장내세균까지 연결짓고 있다. 이는 박테리오파지가 장내세균을 잡

---

34 PHAGERIA®를 의미하며, 인트론바이오의 기술 상표명임. **PHAGE** + BACTE**RIA**

아먹게 되면 장내세균총에 변화가 일어나게 되고, 이것에 의해서 사람의 면역과 건강에 간접적으로 영향을 줄 수 있다는 연결고리에 기초한 것이다. 향후에 설명할 파지리아러스® 플랫폼 기술과는 다르게 이해되어야 한다.

인트론바이오는 파지리아® 기술과 관련하여, 동물 분야에 처음 적용해 동물용 항생제 대체재를 개발해냈으며, 인체 분야와 관련해서는 대장암은 물론, 알츠하이머병[35]과 파킨슨[36]병 같은 면역계 신경질환으로 그 연구영역을 확대해 나가고 있는 중이다. 이는 마이크로바이옴 연구 분야와도 연결되어 있다.

건강한 사람과 염증성 장질환[37]을 앓고 있는 사람에 있어서, 박테리오파지 빈도를 분석한 논문들이 있다. 이에 따르면, 박테리오파지의 분포에 큰 차이가 있음을 알 수 있다. 환자군에서는 특정 박테리오파지가 현저히 감소되어 있는 것으로 나타난다. 또 다른 경우로, 프로테우스 미라빌리스[38]라는 세균을 쥐에게 섭취시키

---

35 Alzheimer's disease
36 Parkinson's disease
37 Inflammatory bowel disease, IBD
38 *Proteus mirabilis*. 프로테우스 미라빌리스균

면, 도파민계[39] 신경계의 이상을 초래하게 된다는 보고들도 있다. 아울러 콜라이박틴[40]이라는 독소를 분비하는 대장균[41]의 경우, 대장암에 걸린 환자에서 많이 발견되고, 거꾸로 이들 대장균을 쥐에 주입시키면 대장암이 유발된다는 보고들도 있다. 이를 박테리오파지로 개선하고자 하는 연구도 진행되고 있다.

이처럼 장내세균은 사람의 건강과 면역에 주요 역할을 하고 있음이 더욱 명확해지고 있다. 세균과 떼려야 뗄 수 없는 관계에 있는 박테리오파지, 즉 파지옴에 대한 연구가 앞으로 활발히 이뤄질 수밖에 없는 이유다. 또한 이것은 인트론바이오가 박테리오파지를 이용하여 면역으로 발걸음을 내딛게 된 이유이기도 하다.

인트론바이오는, 앞서의 대장암을 일으키는 원인으로 알려진, 박테로이데스 프라질리스균[42] 및 대장균과, 그 세균들이 분비하는 각각 BFT 독소와 콜라이박틴 독소에 우선 주목하였다. BFT 독소

---

39 Dopaminergic system
40 Colibactin. 대장균이 분비하는 독성 대사산물
41 pks+ *E. coli*. pks 유전자를 발현하는 대장균
42 *Bacteroides fragilis*

를 분비하는 ETBF 균과 콜라이박틴 독소를 분비하는 pks+[43] 대장균을 분리하여 확보하였고, 이를 검증키 위한 수단으로써 오가노이드[44] 전문 연구진과의 협업 또한 진행하였다. 즉, 대장암의 3차 구조를 유도함으로 인해서, BFT 독소 및 콜라이박틴 독소로 인해서 오가노이드 상에서 암으로 변화되는 모델을 확립하였다. 여기에, 회사가 보유한 박테리오파지를 처치함으로 인해서, 암 변이가 유도되지 아니함은 물론, 그 변이 양상에 어떠한 변화가 초래되는지의 기전을 밝히고 있다.

다음 단계로, 인트론바이오는 관심 분야를 점차 알츠하이머와 파킨슨병까지 확대해 나가고자 한다. 이를 위해 파킨슨병 환자에서 주로 발견되어 관련성이 높다고 알려진 세균들을 확보하고 있다. 특히 프로테우스균[45]과 더불어, 엔테로코커스균[46] 및 시겔라균[47] 등에 주목하고 있다. 또 그에 걸맞은 높은 활성도의 박테리오파지를 분리하고, 그 특성을 규명하고 있다. 이처럼 관련 연구를 신경계 면

---

43 pks. polyketide synthase
44 Organoid
45 *Proteus* sp.
46 *Enterococcus* sp.
47 *Shigella* sp.

역질환까지 확대해 나가고 있으며, 더불어 관련 기전 및 원인 등에 대한 분석 또한 함께 병행하고자 한다.

다만 마이크로바이옴에 비해서, 파지옴 분야는 아직까지 전 세계적으로 활발한 연구가 진행되고 있지 않다. 하지만, 인트론바이오는 분명히 믿고 있다. 언젠가 장내세균의 중요성이 점차 증명되면, 그 중심에 박테리오파지가 중요역할을 하고 있는 것이 밝혀질 것이라고. 즉, 파지옴이 점차 각광을 받게 될 것이고, 그 중심에서 인트론바이오가 경쟁력을 꽃피우게 될 것이라 기대하고 있다.

it is iNtRON.

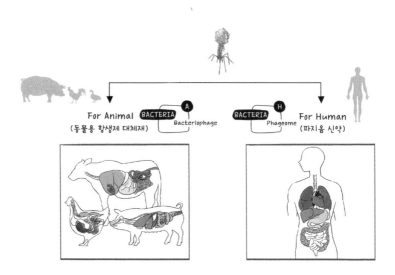

박테리오파지 사업 방향

"

신약개발의 궁극적 방향은
사람을 건강하게 하는 것이다. 이를 위해
인트론바이오는 박테리오파지 R&BD의 방향을
인체 분야로 전환하였다. 엔도리신을 활용한
퍼스트-인-클래스 신약 SAL200은
세계 최초로 임상에 진입한 엔도리신 신약이었다.
그리고 이는 잇트리신® 플랫폼 기술의
탄생으로 이어졌다.

"

02

AD 시대

After New Definition/Doctrine

After Infectious Disease Drug

퍼스트-인-컨셉
신약개발

First-in-Concept

박테리오파지로
바이러스에 대항하다!
파지러스®

　지금까지 "박테리오파지는 세균을 잡아먹는 바이러스다"라는
정설에 기초한 기술개발에 대해서 설명하였다. 인트론바이오는,
이러한 정설에 기초하여 "퍼스트-인-클래스" 신약개발을 목표로
하고 있다.

　지금부터는 파지러스®01 및 파지리아러스®02 R&BD 플랫폼 기술
이라는 새로운 콘셉트에서 출발하는 기술개발에 대해 설명하고자
한다. 이러한 기술들은 인트론바이오가 스스로 세운 가설에 기초하

01　PHAGERUS® (BACTERIO**PHAGE** + VI**RUS**)를 말하며, 인트론바이오의 기술 상표명임.
02　PHAGERIARUS® (BACTERIO**PHAGE** + BACTE**RIA** + VI**RUS**)를 말하며,
　　인트론바이오의 기술 상표명임.

고 있기에, 아직 많은 연구와 데이터 축적이 필요하다. 다만, 연구를 거듭하면서, 가설에서 출발했지만 성공 가능성을 높이는 데이터들이 축적되고 있음은 분명히 얘기할 수 있겠다. 이제 인트론바이오의 "퍼스트-인-컨셉[03]" 신약개발에 대한 도전을 얘기해 보고자 한다.

인트론바이오는 2019년 말 새로운 가설을 세우게 된다. "바이러스는 박테리오파지에서 진화했다"는 "ViP 싸이클 가설[04]"이다. 이는 박테리오파지, 바이러스, 세균, 그리고 사람동물 포함 간의 먹이사슬에 기초한 것이다.

쉽게 설명하면 사람, 박테리오파지, 세균, 바이러스 이렇게 4개 군끼리 먹고 먹히는 일종의 먹이사슬을 가정해 본 것이다. 사람을 중심으로 시계 방향으로 설명하자면, 사람과 박테리오파지는 서로 죽이거나 공격하지 않는다. 즉, 서로에게 친구다. 박테리오파지는 세균을 죽이지만, 세균은 박테리오파지를 공격하지 않는다. 한편 세균은 바이러스를 공격하지 않는다. 바이러스는 사람을 공격하거나 죽이기도 하지만, 사람은 바이러스를 공격하지 않는다.

---

03 First-in-Concept. 새로운 컨셉, 즉 새로운 개념에 근거하여 신약을 개발하는 것을 의미함.
04 ViP(Virus in Phage 또는 Virus + iNtRON + Phage) Cycle. 인트론바이오가 명명한 가설명임.

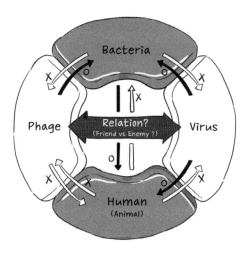

ViP 싸이클 가설

그럼, 박테리오파지와 바이러스는 어떠한 관계일까? 서로 공격하거나 죽이지 않는다. 그러면, 적인가 친구인가? 둘은 과연 어떠한 관계일까? 이러한 의문에서 "바이러스는 박테리오파지로부터 진화한 것이다"는 가설이 출발하였다. 즉, 아직까지 정확히 밝힐 수 없지만, 진화론적으로 바이러스는 박테피오파지로부터 진화했다고 가정하는 것으로, 이것이 "ViP 싸이클 가설"의 핵심이다.

박테리오파지는 실제로 몸에도 존재하는 것처럼 사람에 안전하다고 알려져 있다. 하지만 일반적으로 바이러스는 몸에 존재하지 않으며, 만약 존재하게 되면 감염질환을 유발하게 된다. 사람에 있어서의 차이, 이것이 박테리오파지와 바이러스의 가장 다른 특징 중 하나다. 박테리오파지는 사람의 몸에 존재할 수 있지만, 바이러스는 사람의 몸밖에 있어야 한다. 세균에 기생하는 것이 박테리오파지, 고등생물사람, 동물 등 포함의 세포에 기생하는 것이 바이러스다. 왜 이들은 차이가 있을까? 이에 대한 인트론바이오의 생각은, 박테리오파지와 바이러스를 다른 생물체라고 보는 데서 비롯된 오해라는 것이다. 박테리오파지와 바이러스를 피를 나눈 형제, 즉 같은 생물체에서 기원했다고 가정해 보자. 같은 생물체이기 때문에, 몸속에 존재하는 놈도 있고, 몸밖에 존재하는 놈도 있는 것이다. 일정 부분 수긍이 될 것이다.

즉, 박테리오파지와 바이러스는 원래부터 같은 특성의 생명체라 할 수 있는 것이다. 두 생물체가 별개의 다른 생물체인 것처럼 보이지만, 실은 진화과정을 거쳤을 뿐이라고 유추해 보자. 박테리오파지는 세균을 잡아먹는 바이러스이기 때문에, 몸속 장내세균에 기생하며 살고 있다. 그런데 박테리오파지의 입장에서 볼 때, 장내세균만을 잡아먹고 살아가야 하는 것이 싫을 수 있다. 거대한 먹잇감사람세포을 두고 장내세균만 먹고 살아가는 것이 비효율적이라 느꼈을 것이다. 따라서 거대한 먹잇감을 사냥하기 위한 변신을 시작했을 것이고, 이를 위해 우선 사람의 몸밖으로 빠져나올 필요가 있었을 것이다. 그렇게 박테리오파지로부터 바이러스는 필요에 따라 진화한 것이다. 이것이 "ViP 싸이클 가설"에 대한 간략한 설명이다.

"ViP 싸이클 가설"에 기초하면, 박테리오파지에서 진화한 것이 바이러스다. 그러므로 박테리오파지와 바이러스는 유전적으로 유사성이 매우 높을 것이다. 즉, 박테리오파지에 존재하는 서열이 바이러스에는 없거나, 박테리오파지에는 없는데 오히려 바이러스에는 존재하는 서열이 있을 수 있다. 즉, 서로 진화적으로 분명히 그 흔적을 갖고 있을 것이다.

인트론바이오는 우선 팬데믹 상황에 놓여 있던 SARS-CoV-2, 즉 코로나 바이러스를 대상으로 분석을 시작하였다. 회사가 보유한 다수의 박테리오파지 풀[05]과 비교하고자 하였다. 퍼블릭 데이

---

05 BRB(Bacteriophage Resource Bank)라고 하며, 인트론바이오가 구축해 놓은,
일종의 박테리오파지 은행이라 할 수 있음.

터베이스로부터 인플루엔자 바이러스의 전체 ORF[06]에 대한 아미노산 서열을 추출하여 확보하였다. 그리고 유전체 서열을 회사 보유 박테리오파지에 대하여 어노테이션 분석을 실시해 ORF 개수를 파악하였다. 호모로그[07]를 분석하기 위해 인하우스 블라스트[08]를 실시하였고, 페어와이즈[09]와 멀티플[10] 수치를 입력하여 수행한 것이다. 유전체 내 인플루엔자 호모로그가 발견된 경우, 기 분석된 박테리오파지 어노테이션[11] 결과값으로 도출된 ORF 서열과 매치되는지의 여부와 ORF의 기능을 함께 확인하였다. 분석결과를 보면, 회사 보유 박테리오파지 중에서, 인플루엔자 바이러스와 호모로그가 있는 것이 21종임을 확인한 바 있다. 아울러 사람 인플루엔자 바이러스의 일종인 G4 바이러스를 대상으로 분석을 시작하였다. 이 역시 유사한 분석과정을 거쳤다. 분석결과를 보면, 회사 보유 박테리오파지 중에서 G4 바이러스에 대해 유사한 ORF를 가진 박테리오파지는 총 15종임을 확인하였다.

06   Open Reading Frame(ORF)
07   Homologue
08   Inhouse Blast
09   Pairwise
10   Multiple
11   Annotation

이러한 데이터는 인트론바이오의 "ViP 싸이클 가설"이 전혀 말도 안되는 낭설이 아니라, 충분히 가능성 있는 가설이 될 수 있음을 보여주는 한 예라고 생각한다. 그리고 이에 기초하여 본격적으로 파지러스® R&BD 플랫폼 기술을 구축하기 시작하였다.

이 기술은 "박테리오파지는 세균을 잡아먹는 바이러스"라는 정설과 "ViP 싸이클 가설"에 근거한 것이다. 즉, "박테리오파지=바이러스"라 할 수 있기에, 바이러스를 무력화시키는 데 박테리오파지를 이용하는 것이 가능하지 않을까 하여, 본격적인 관련 연구에 돌입하게 되었다.

가장 최우선에 두고 있는 것은 다양한 박테리오파지의 지속적인 확보다. 지금까지 분리하여 확보하고 있는 박테리오파지가 500여 종을 넘어섰고, 이러한 박테리오파지 풀을 지속적으로 확대해 나가고자 한다. 아울러 이에 대한 유전체 분석이 필수이며, 궁극적으로 바이러스와 유사한 역할을 할 수 있는 직접적인 지표 또는 물질을 확보하는 데 방점을 두고 있다.

이와 함께 또 하나 확보해야 할 중요한 플랫폼 기술이 있다. 박테리오파지를 마음대로 조작하여 원하는 형태로 제작할 수 있는 일종의 로봇 박테리오파지 기술이다. 즉, "ViP 싸이클 가설"에 기초하여 바이러스와 동일한 역할을 할 수 있는 부위 또는 서열을 확보하게 되면, 이를 원하는 안전한 박테리오파지에 도입할 필요가 있다. 이를 위해서는 자유롭게 박테리오파지를 조작할 수 있는 플랫폼 기술은 물론, 운반체 역할을 수행할 박테리오파지의 확보가 필요한 것이다. 이에 인트론바이오는 일명 로봇 박테리오파지 및 관련 플랫폼 기술을 확보하는 데 투자를 진행하고 있다. 성공적으로 완료되면, 원하는 대로 박테리오파지를 만들어낼 수 있게 될 것이다.

파지러스®는 우선 사람의 인플루엔자, 조류 인플루엔자, 그리고 향후에 큰 문제가 야기될 G4 바이러스를 타깃하고 있다. 여기에, 팬데믹을 일으킨 코로나 바이러스 또한 추가하였다. 아울러 파지러스®는 항원-파지러스®[12], 어쥬번트-파지러스®[13], Ablp-파지러스®[14], 목업-파지러스®[15]개발을 각각 목표로 한다.

---

12 Ag-PHAGERUS®
13 Adjuvant-PHAGERUS®
14 Ablp-PHAGERUS®
15 Mock-up PHAGERUS®

이러한 플랫폼 기술들은 궁극적으로 바이러스에 대한 백신 또는 치료제 개발을 목표로 하고 있다. 또 이러한 과정을 통해서 인트론바이오만의 또 다른 플랫폼을 구축할 수 있다고 생각한다. 이것이 "퍼스트-인-컨셉" 신약의 첫 발걸음, 파지러스® R&BD 플랫폼 기술이라 할 수 있겠다. it is iNtRON.

PHAGERUS® 개발의 주요 테마

✓Target : Influenza, Avian Influenza, G4 virus, SARS-CoV-2

Vaccine
Ag-PHAGERUS®

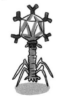

Adjuvant-PHAGERUS®

Therapeutics
Ablp-PHAGERUS®

Mock-up PHAGERUS®

파지러스®의 주요 개발목표

파지리아러스®

"트라이앵글 가설"의 탄생, 면역의 새로운 해석? 파지리아러스®

앞서의 얘기처럼, 인트론바이오의 박테리오파지 관련 연구는 "세균을 잡아먹는 바이러스"라는 개념에서 처음 출발하였다. 그리고, 박테리오파지 유래의 엔도리신에서 잇트리신® 플랫폼 기술로 발전하였고, 항생제 대체재 개념으로부터 파지리아®라는 파지옴 대상의 신약개발로 확대되었다. 여기서 더 나아가, 박테리오파지로부터 바이러스가 진화했다는 "ViP 싸이클 가설"에 기반하여, "박테리오파지=바이러스" 개념에서 박테리오파지를 이용해 바이러스를 무력화시키기 위한 파지러스® 플랫폼 기술을 탄생시키게 되었다. 또한 이와 병행하여 박테리오파지를 마음대로 조작할 수 있는 일명 로봇 박테리오파지 기술 구축에 나서고 있다. 이처럼 인트론바이오는 박테리오파지에 대해 집중적인 투자를 진행하면서 관련 분야의 세계적 경쟁력을 바탕으로 다양한 신약개발 프로그램을 진행 중에 있다.

시대별로 구분해서 설명하면, BC 기술시대에는, 잇트리신® 기술로 수퍼박테리아 등의 세균질병에 대한 내성균 치료제를 신약개발의 시발점으로 하였다. 여기에, 파지리아® 기술을 통해 사람의 면역과 건강에 있어서 장내세균보다는 파지옴 신약개발에 나서고 있는 것이다. AD 기술시대에 있어서는, 파지러스® 기술로 바이러스에 대한 백신 및 치료제를 개발하는 영역까지 확대하는 등, 수퍼박테리아에서 파지옴 및 바이러스 영역까지 박테리오파지 R&BD 분야를 점차 확대해 나가고 있다.

이제 인트론바이오는 여기서, 한걸음 더 나아가고자 한다. AD 기술시대의 종착역이라 여기면서, 단계적으로 관련 R&BD에 대한 투자를 확대해 나가고 있는 파지리아러스®라 명명된 플랫폼 기술 분야를 소개하고자 한다.

코로나 바이러스의 창궐로 인해 지난 2년여 이상 전 세계는 수없이 많은 사상자를 보게 되었다. 이는 큰 불행이며, 감염성 질환이 얼마나 인류에게 큰 위험을 초래할 수 있는지 경각심을 갖게

한 사건이기도 하다. 하나의 소득이 있다면, 많은 사람들이 바이러스 자체는 물론 백신에 대해서 보다 많이 이해하고 접하는 계기가 되었다는 점이다. 즉, 바이러스와 면역은 떼려야 뗄 수 없는 불가분의 관계에 있다는 걸 깨달은 것이다. 특히 바이러스 감염성 질병에 있어 인류가 가질 수 있는 최선의 선택 수단은 백신임을 새삼 다시 느끼게 되었으며, 관련 투자도 활발히 이뤄지고 있다.

다만, 이러한 백신 및 백신기술에 대해 정보를 접하면 접할수록, 부작용을 포함하여 납득키 어려운 난제들이 많다는 것 또한 새삼 알려지게 되었다. 지난 100여 년이 넘는 기간 동안 수많은 면역이론과 데이터가 쌓여져 왔다. 그럼에도 불구하고 여전히 설명할 수 없는 수많은 면역현상들이 있으며, 그 결과가 사람마다 다르다는 것이다. 따라서 그에 따른 적절한 대처도 명확히 단정하기 어렵다는 사실 또한 코로나 팬더믹 상황에서 인류가 알게 된 것 중 하나일 것이다. 그 예로 어떤 사람은 코로나에 걸려도 증상이 심하지 않고, 어떤 사람은 사망에 이르기도 한다. 또 어떤 사람은 백신을 맞을 때 이상반응이 적지만, 또 어떤 사람은 심한 부작용으로 목숨을 잃는 경우도 있다. 아직까지 설명될 수 없는 수많은 양상들이 나타나고, 이는 백신 자체는 물론 바이러스 질환에 대해 여전히 미지의 영역이 많다는 것을 의미한다.

이 지점에서 인트론바이오는 큰 의문을 던진다.

지금까지 밝혀진 면역이론이나 정설이,

과연 옳고 정답이라 할 수 있는 것인가?

즉, "무엇인가 전문가들이 놓치고 있는 것은 아닌가?"

라는 강력한 의구심을 갖게 된 것이다.

놓치고 있는 것? 그것은 무엇일까?

인트론바이오는 이 지점에서,

다시금 박테리오파지에 주목하게 되었다.

앞서 "박테리오파지는 세균을 잡아먹는 바이러스"라는 정설에서 출발한 이후, "ViP 싸이클 가설"에 근거하여 박테리오파지를 이용해 바이러스를 무력화시키는 관련 연구개발을 진행 중이라고 설명하였다. 여기에 더하여 코로나 팬데믹 상황에서 새삼 알게 되었듯이, 바이러스는 면역과 떼려야 뗄 수 없는 관계에 있다. 이를 종합하여 인트론바이오는 또 하나의 가설을 세우게 되었다. 바로 "트라이앵글 가설"이다.

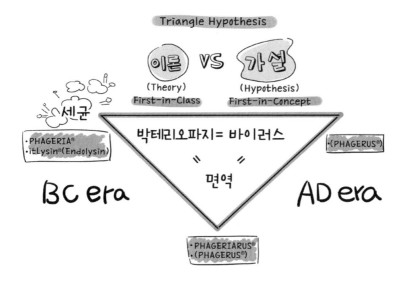

트라이앵글 가설

"박테리오파지=바이러스"라면, "바이러스=면역"이라는 등식도 성립할 수 있다. 그렇다면 "박테리오파지=면역"이라고도 할 수 있는 것이다. 이것이 "트라이앵글 가설[16]"이 등장하게 된 배경이다.

---

16 Triangle Hypothesis

박테리오파지와 면역과의 연관성은 파지리아® 플랫폼 기술 부분에서도 설명하였다. 하지만, "트라이앵글 가설"은 파지리아®의 면역 연관성과는 다르다. 파지리아®는 박테리오파지가 세균을 잡아먹음으로 인해서 장내세균총을 관리하게 되고, 이것이 궁극적으로 면역에 영향을 준다고 예측하는 것이다. 쉽게 설명하면, 박테리오파지는 면역에 간접적으로 영향을 준다고 바라보는 것이다. 이에 반해서 보다 발전된 개념으로써 "트라이앵글 가설"은 박테리오파지 자체 또는 유래물질이 면역에 직접적으로 영향을 주고 있다고 가정하는 것이다. 이에 대해 구체적으로 설명해 보겠다.

세균과 바이러스가 사람의 면역과 밀접한 관계를 맺고 있는 것처럼, 박테리오파지 또한 사람의 면역과 밀접한 관계를 맺고 있을 것이라고 여겨진다. 그동안 면역학에서 외부물질이라고 하면 세균과 바이러스를 주로 떠올렸다. 하지만 이제는 박테리오파지를 중요한 외부물질로 다루어야 하지 않을까 싶다. 박테리오파지 자체를 세균, 바이러스와 같은 수준으로 승격시켜야 하며, 별개의 외부물질로 분류해야 한다. 실제로 사람의 면역에는 박테리오파지가 직간접적으로 중요한 역할을 하고 있을 것이라 생각한다. 이렇게 박테리오파지에 기초하여 면역을 조절하는 "면역치료제[17]" 개발 분야를 지향하는 것이 파지리아러스®[18] 플랫폼 기술이라 할 수 있으며, 그 궁극적 목표는 IRs[19]을 개발하는 것이다.

2020년 『사이언스』[20]에 매우 흥미로운 논문이 게재되었다. 요약하면, 엔테로코쿠스 히레[21]라는 세균에 프로파지 상태로 기생하고 있는 박테리오파지의 TMP[22] 단백질이 항암 면역조절 기능을 한다는 것이다. 이들 과학자들은 마이크로바이옴과 면역 연관성을 연구하던 중 엔테로코쿠스 히레가 항암 면역기능을 하고 있음에 주목했다. 하지만 보다 깊게 연구해보니, 세균이 항암 면역기능을 하는 것이 아니라 실제로는 세균에 기생하고 있는 프로파지의 TMP라는 물질이 항암 면역을 조절하고 있음을 알아냈다. 즉, 세균이 항암 면역에 관여하는 것이 아니라, 박테리오파지의 특정 물질이 항암 면역 기능을 한다고 발표한 것이다. 이는 박테리오파지 유래의 TMP가 단백질인 폐암, 신장암, 흑색종에 효과적이라

---

17 Immune & Immunotherapeutics
18 PHAGERIARUS® Platform R&BD
19 Immune Regulators
20 Science 학회지. 세계적인 전문 학술지임.
21 *Enterococcus hirae*
22 TMP. Tape Measure Protein

는 것으로, 시사하는 바가 매우 크다.

박테리오파지는 분명히 사람의 면역과 건강에 큰 영향을 미치고 있다고 생각한다. 파지리아®에서 설명한 바와 같이 세균을 컨트롤하면서 간접적으로 영향을 미치기도 하지만, 파지리아러스®는 면역에 직접적으로 영향을 미치고 있음에 주목하여 관련 연구를 진행하고 있다.

파지리아러스® 플랫폼 기술은 개발 과정이 매우 어렵고, 그 성공을 장담할 수 없다. 하지만 인트론바이오의 생각과 방향을 조금만 이해하게 된다면, 본 분야에 대한 성공 가능성은 물론 성공 시 그 가치에 대한 기대감이 한층 높아질 것이라 생각한다.

이러한 파지리아러스®를 설명함에 있어서 반드시 먼저 이해되어야 할 부분이 있다. 바로 라이소제닉 박테리오파지, 일명 "프로파지"라고 부르는 것이다. 이에 대해서는 다음 섹션에서 설명하겠다. it is iNtRON.

"

"ViP 싸이클 가설"에 기초하면,
바이러스는 박테리오파지에서 진화한 것이다.
이 가설을 바탕으로 인트론바이오는
파지러스® R&BD 플랫폼 기술을 구축해
"퍼스트-인-컨셉" 신약의 첫 발걸음을 내딛었다.
또 "박테리오파지=면역"이라는
"트라이앵글 가설"을 기반으로
면역치료제 개발을 위한
파지리아러스® 플랫폼 기술을 구축해나가고 있다.

"

프로파지
라이소제닉 파지

파지리아러스®!
프로파지에 주목하다

박테리오파지는 그 생활사에 따라서 크게 라이틱용해성 파지[23]와 라이소제닉용원성 파지[24]로 나눌 수 있다. 쉽게 말해서 라이틱 파지는 세균을 직접 잡아먹는 개념, 즉 일반적으로 우리가 알고 있는 박테리오파지라고 할 수 있다. 그에 반해서, 라이소제닉 파지는 세균의 유전체에 삽입되어 생활하다가 환경에 따라 세균을 죽이는 특징을 발휘하는 박테리오파지라고 할 수 있으며, 프로파지[25]라고도 한다.

23 Lytic Bacteriophage
24 Lysogenic Bacteriophage
25 Prophage

인트론바이오가 초창기 박테리오파지를 주요 연구테마로 삼았던 시기에는, 대부분의 연구개발을 라이틱 파지에 국한하여 진행해 왔다. 이는 당연히 "박테리오파지는 세균을 죽이는 바이러스"라는 입장에서 관련 연구가 시작되었기 때문이다. 세균을 컨트롤하는 수단으로만 한정지었기에 자연스러운 과정이었으며, 이는 박테리오파지를 연구하는 대부분의 기업과 기관에서도 동일한 상황이었다.

하지만 앞서 설명하였듯이, 파지리아®를 통해서 처음으로 박테리오파지를 면역과 연결짓기 시작하였다. 특히 2021년 말부터 인트론바이오는 면역개념을 본격적으로 도입하기 시작하였고, 동시에 라이소제닉 파지에도 관심을 갖기 시작한 것이다. 파지리아® 기술과는 달리, 파지리아러스®는 박테리오파지를 파지옴의 한 축일 뿐만 아니라, 보다 직접적으로 면역에 관여하는 생물체로 규정하고 있기 때문이다. 이에 장내세균과의 연관성은 물론, 직접적인 면역 분야로 연구 분야를 확대하게 되면서, 라이소제닉 파지에 대한 관심이 촉발되기 시작하였다. 이는 인트론바이오에게 또 다른 신약개발 분야를 향한 도전이었다.

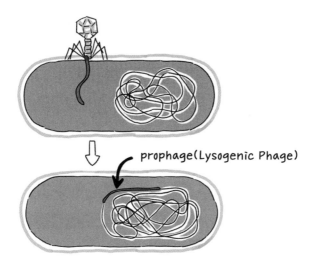

프로파지(라이소제닉파지)

prophage(Lysogenic Phage)

이처럼 프로파지라고 불리는 라이소제닉 파지는 박테리오파지 이전 단계를 의미한다. 라이소제닉 파지는 세균 유전체에 본인의 유전체를 끼워 넣은 채로 세균과 함께 생활한다. 그러다가 주변 환경이 자신에게 유리 또는 불리할 때에는 바로 라이틱 생활사로 변화하여 세균을 죽이는 특성을 나타내는 일반적인 라이틱 박테리오파지로 변신하게 되는 것이다.

인트론바이오는 왜 박테리오파지를 면역과 연계하면서 프로파지에 관심을 갖게 되었을까?

그 출발은 장내세균, 즉 세균이 어떻게 인체 내에 존재할 수 있는가에 대한 질문에서 시작되었다. 마이크로바이옴, 즉 장내세균이 사람의 건강과 면역에 중요하다고 하였다. 그러다보니 세균이 체내에 존재하는 것을 당연한 것으로 받아들이게 된다. 하지만 좀 더 생각해 보면, 어떻게 세균이 체내에 자연스럽게 존재할 수 있는지 의문을 갖는 것이 타당하다.

즉, 장내세균 또한 외부에서 유입되는 일반적인 세균들처럼 인체의 면역체계에서 볼 때 자기물질[26]이 아닌 외부물질, 즉 포린[27]인 것이다. 이는 면역체계가 타 물질[28]로 인식해 면역이 촉발되면서 이들 세균을 제거시켜야 하는 것을 의미한다. 이는 식중독균 등이 체내로 유입되는 경우를 보면 이해할 수 있다. 설사와 배앓이 등 면역체계가 촉발되어 이들 세균을 제거시키는 과정을 거치

26 Self
27 Foreign
28 Non-Self

는 것이다. 또한 바이러스에 감염되면 체내 항체가 만들어져 중화시켜 없애버리는 것과 같다.

이처럼 장내세균도 일종의 세균인 것이고, 그렇다면 타 물질로 인식되어 인체 면역체계가 몸 안에 존재하지 못하도록 제거하는 일종의 면역과정을 거쳐야 하는 것이 당연하다. 그런데 어떻게 장내세균은 체내에 안정적으로 존재할 수 있을까? 어떻게 우리의 면역과 건강에 영향을 미치게 되는 것일까? 이것이 인트론바이오의 프로파지에 대한 관심의 첫 의문점이자 출발선이다.

이제부터 인트론바이오가 라이소제닉 파지, 즉 프로파지에 주목하게 된 이유를 가정이라는 전제에서 설명하고자 한다.

먼저, 박테리오파지는 태어난 아기의 태반에서도 분리된다. 엄마로부터 태생적으로 이전된 것이라 여겨야 하는 것이다. 이는 박테리오파지가 인체에 안전하다는 사실을 뒷받침하기도 한다. 아울러 장내에 세균이 존재하듯이 박테리오파지도 체내에 존재할 수 있다. 체내에 존재하는 박테리오파지는 그의 먹이가 되는 세균에 기생하여 살아갈 수밖에 없다. 이때 박테리오파지에게는 일종의 먹이로써 세균이 필요한 것이다. 다만 이때 모든 세균을 죽이게 되면, 먹이의 고갈로 결국에는 박테리오파지 자기 자신까지도 죽게 된다기생의속성. 이에 박테리오파지는 모든 세균을 남김없이 죽이지 않고 일부를 살려둘 필요가 있는 것이다. 이는 마치 겨울에 동면을 유지하면서 따스한 봄을 기다리는 곰과 같다. 라이소제닉 파지 형태를 유지하면서 세균과 함께 세균 속에서 살아가고 있는 셈이다.

이때, 세균 속에서 라이소제닉 파지 형태로 살고 있는 박테리오파지는 장내세균이 일반적인 면역체계에서 회피되도록 해야 한다. 다시 말해 면역체계에 의해 죽으면 안되는 것으로, 이는 자신의 먹이이기도 하기 때문이다. 이를 위해 CNS[29], ENS[30] 및 면역체계에 어떤 시그널을 통해서 교신하고 있다. 체내의 면역세포에 "이 세균은 셀프이니 죽이지 말라"는 일종의 가짜 신호를 보내고 있는 것이다. 이러한 이유로 인해 라이소제닉 파지가 기생하고 있는 세균은, 면역체계로부터 회피되어 체내에서 살아갈 수 있는 것이다. 물론 아직 명확하게 규명되지는 않았다. 어쨌든 프로파지가 체내의 면역체계와 일종의 소통을 하고 있고, 이것이 장내에 세

---

29 Central Nervous System(CNS) 중추 신경 계통.
30 Enteric Nervous System(ENS) 장내 신경 계통.

균이 존재할 수 있게 하는 가장 큰 이유가 된다고 생각한다. 이는 2019년 발간된 『네이처』 학회지의 논문을 보면, 단순히 가정이 아니라 충분히 일어날 수 있는 일이라 할 수 있다.

인트론바이오는, 마이크로바이옴보다는 박테리오파지, 즉 파지옴이 사람의 건강과 면역에 보다 중요할 것이라고 생각한다. 다만, 많은 연구자들이 이를 간과하고 있는 것이 아닌가 싶다. NGS 기술의 발달로 장내미생물의 93% 이상이 세균이고, 나머지가 고세균, 원생생물 등으로 분석되고 있다. 이러한 데이터에 따르면, 겉으로는 세균이 중요한 역할을 하고 있는 것처럼 보인다. 하지만 실제적으로는 박테리오파지가 더욱 중요한 기능을 담당하고 있음에도 불구하고, 이러한 사실이 무시되고 있다. 이는 아직까지 NGS 등 관련 분석기술의 한계로 인해 박테리오파지에 대해서 효과적인 분석이 불가능하기 때문이라고 생각한다.

여기에 더하여, 장내세균에 기생하고 있는 프로파지는 그 정확한 기전이 아직 밝혀지지 않았지만, 인체 내의 면역체계와 교신하면서 면역을 조절하고 있다고 생각된다. 이것이 파지리아러스®
R&BD 플랫폼 기술의 핵심 가정이자 출발선이기도 하다.

인트론바이오는 이처럼 면역과 건강의 시각에서 마이크로바이옴이 아니라 주로 파지옴 관점에서 바라보고 있다. 그 중심에는 박테리오파지, 그중에서도 프로파지 또는 라이소제닉 파지가 자리 잡고 있는 것이다. 인트론바이오는 기존의 일반적인 라이틱 파지와 함께 연구의 대상을 확대해 나가고 있으며, 그 방향 또한 점차 면역을 향해 R&BD의 변화를 꾀해 나가고 있다.

인트론바이오의 파지리아러스®라는 플랫폼 기술은 박테리오파지를 중심으로 면역을 이해하고자 한다. 기존 연구들은 "박테리오파지 = 세균을 죽이는 바이러스"라는 명제에서 출발하고 있지만, 이제는 새롭게 면역에 관여하는 생물체로 바라보는 것이다. 인트론바이오는 박테리오파지를 핵심으로 사람의 건강과 면역의 큰 난제들을 풀어가고자 한다. 박테리오파지 관련 기술을 이용하여 면역 분야로 그 방향을 확대해 나가는 것이다.

이를 위해서는 우선 라이소제닉 파지의 구분법을 확보하는 것이 필수적이다. 라이소제닉 파지만을 분리하여 증식시키는 기술의 확립 또한 매우 중요하다. 즉, 라이소제닉 파지를 계대하는 배양법의 구축 및 개발이 큰 핵심을 이루며, 이 분야에서 인트론바이오는 독자적인 기술을 확보해 나가고 있다. 아울러 박테리오파지를 이용한 면역 관련 연구에서 필수적인 것이 고순도의 박테리오파지를 얻는 것이다. 면역연구에 있어서 고순도 상태를 유지하지 못하면 관련 데이터에 오류가 발생한다. 이 때문에 박테리오파지의 고순도 순수분리법 또한 매우 중요하게 구축해 나가고 있는 기술 분야다.

더욱 중요한 것은 라이소제닉 파지를 간편하게 유도할 수 있는 방법을 찾는 것이다. 즉, 어떠한 유전자 및 기전에 의해서 라이틱 및 라이소제닉이 일어나는지를 알아내야 하는 것이다. 이를 위해 라이소제닉 파지를 조절할 수 있는 기법 등 박테리오파지를 마음대로 조작할 수 있는 유전체 조작기술의 개발 또한 인트론바이오에서 집중하고 있는 분야이기도 하다.

아울러, 장내에 존재하는 라이소제닉 파지 또는 라이틱 파지에 대한 장내 분포도 및 분석 툴 또한 구축해야 할 필요가 있다. 더 나아가서는 체내에 존재하는 박테리오파지를 분석 및 분리해낼 수 있는 기술 또한 필수적이라 하겠다. 인트론바이오는 이와 관련한 다수의 플랫폼 기술 구축에 남다른 투자를 지속해 나가고자 한다. **it is iNtRON.**

BC 기술시대 vs AD 기술시대! 프롬 수퍼버그 투 이뮨[31]

지금까지 인트론바이오가 박테리오파지를 중심으로 왜, 그리고 어떻게 관련 기술들을 확대시켜 왔는지 설명하였다. 특히, 코스닥 상장을 기점으로 R&BD 중심축을 수퍼박테리아에서 면역 분야까지 단계적으로 확대해 왔으며, 이를 일정부분 이해하는 데 도움되었기를 바란다.

인트론바이오의 R&BD 플랫폼 기술은 크게 BC 기술시대와 AD 기술시대로 나누어 설명할 수 있다. BC[32] 기술시대는 "비포 컨셉"

---

31   from SUPERBUG to IMMUNE 수퍼박테리아에서 면역까지.

32   Before Concept 또는 Before Cancer

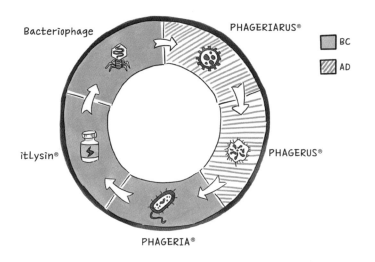

BC 및 AD 시대의 기술구분

또는 "비포 캔서" 기술시대를 의미하는 것이다. 잇트리신® 플랫폼과 파지리아® 플랫폼을 기초로 하여, "퍼스트-인-클래스" 신약 개발에 나선 시기라고 간략하게 정의할 수 있겠다. 그에 반해서, AD[33] 기술시대는 "애프터 뉴 데피니션/독트린" 또는 "애프터 인펙셔스 디지즈 드럭" 기술시대를 의미한다. 이는 새로운 콘셉트에 기초하여, 파지러스® 및 파지리아러스® 의 플랫폼 기술을 탄생시

---

33 After New Definition/Doctrine 또는 After Infectious Disease Drug

컸고, 이는 각각 "ViP 싸이클 가설"과 "트라이앵글 가설"에 근거를 두고 있다. 다시 말해서, 지금까지의 "퍼스트-인-클래스" 신약개발에 더하여 "퍼스트-인-컨셉" 신약개발로 발걸음을 옮기게 되었고, 박테리오파지 분야를 보다 폭넓은 연구 분야로 확대해 나가고 있는 것이다.

인트론바이오의 R&BD 영역이 다소 이해하기 어렵고 복잡해 보일 수 있다. 하지만, 가장 중요한 핵심은, 인트론바이오가 "시약의 국산화"로 시작하여 진단 분야를 거쳐, 현재는 신약개발로 그 R&BD의 방향성을 전환시켰다는 것이다. 특히 코스닥 상장 이후, 지난 십여 년간 다수의 플랫폼 기술을 새롭게 구축해 왔다. 이는 "프롬 수퍼버그 투 이뮨"으로 표현될 수 있으며, 연구 분야를 세균성 질환, 바이러스 질환을 넘어서 면역 질환까지 확대해 나가고 있는 것이다. 더욱 중요한 것은 "글로벌 R&BD 그룹"을 모토로 여전히 변화 및 혁신을 모색하고 있다는 것으로, "it is iNtRON."에 담긴 의미이기도 하다.

지금까지 인트론바이오 R&BD의 어제와 오늘을 통해 관련 플랫폼 기술들을 나름대로 이해하기 쉽도록 설명했다. 물론 모든 것을 지면에 담을 수 없고 상당부분은 기술비밀의 영역이기에, 인트론바이오의 R&BD를 모두 담았다고 할 수는 없다. 다만, 조금이라도 인트론바이오의 "퍼스트-인-클래스" 신약개발에서 "퍼스트-인-컨셉" 신약개발에 이르는 다수의 플랫폼 기술의 탄생 이유 등에 대해 이해했기를 바란다. 그렇게 된다면 인트론바이오의 미래를 어느 정도 예측해 볼 수 있을 것이라 판단한다. 인트론바이오의 과거가 오늘을 있게 한 것이라면, 인트론바이오의 오늘은 미래를 여는 마중물이 될 것이다. 재차 이 책을 통해서 인트론바이오의 미래, 그리고 가고자 하는 길을 일정부분 이해하는 데 도움이 되었기를 바란다.

다음 섹션부터는 아직 계획에 지나지 않지만 보다 먼 미래를 염두에 두고 있는 분야에 대해 설명해 보겠다. 아울러 인트론바이오의 박테리오파지에 대한 상상의 나래를 "넥스트 아이[34]"라는 제목으로 소개해 보고자 한다. **it is iNtRON.**

---

34 Next Eye

03

넥스트 아이

다가올 미래는 내일의 오늘이다

파지웨이®

파지옴에 NGS를 매달아 면역을 꿰매다! 파지웨이®

면역학이란 것이 완벽해 보이지만 어떤 면에서 보면 엉성한 부분도 있다. 이러한 부분을 꿰매서 보다 완벽하게 만든다는 의미로 "꿰매다"라는 표현을 써보았다.

앞서 파지리아® 부분에서 설명하였지만 과거 십수 년간 건강과 질병에 있어서 인체 내 장내미생물총마이크로바이옴의 중요성이 점차 강조되어 왔다. 장내세균들은 영양분의 흡수를 돕거나 위장질환부터 신경질환까지 다양한 질병에 있어 인체가 외부로부터 저항할 수 있는 힘을 갖는 데 큰 역할을 한다고 알려져 왔으며, 이는 NGS차세대염기서열분석 기술의 발전으로 더욱 구체적인 결과를 보여주고 있다.

다만 이러한 NGS 기술을 활용한 마이크로바이옴 분석연구는 주로 세균총, 진균총곰팡이, 고세균총 등에 집중되어 왔다. 반면, 박테리오파지에 대한 NGS 연구는 상대적으로 거의 무시되어 왔다. NGS 분석결과를 보면, 마이크로바이옴의 약 93% 이상이 세균이라고 밝혀지고 있으며, 이를 감안하면 박테리오파지는 세균을 잡아먹는 바이러스이기 때문에 파지옴 또한 함께 분석할 필요가 있다. 그럼에도 불구하고 그동안 이에 대한 연구는 상대적으로 불모지에 가까웠고, 최근에서야 조금씩 관련 연구가 개시되고 있는 상황이다.

왜일까? 인트론바이오는 이에 대해 간단히 답해 본다.

그것은 1900년대 초반에 규정된 "박테리오파지는 세균을 잡아먹는 바이러스"라는 정의의 한계를 넘어서지 못했기 때문이다. 세균을 잡아먹는 바이러스라는 규정 속에서 그간의 연구는 세균질병에 대응하는 일종의 항생제 대체재 개념으로 주로 연구개발이 이뤄질 수밖에 없었던 태생적 한계가 있었다. 게다가 사람의 면역과 건강에서 세균이 차지하는 중요성만 강조되다 보니 박테리오파지를 면역과 직접적으로 연결짓기에는 다소 거리가 있었을 것이다. 이에 상대적으로 관심권에서 멀어져 있었던 것도 자연스러운 일이라 생각한다.

인트론바이오는 세균이 인간동물 포함의 면역과 건강에 중요하다면 박테리오파지가 그 이상으로 중요할 것으로 예측하고 있다. 이러한 이유에서 파지옴에 대한 사람 내 분포양상 등 NGS 기술을 적용하여 폭넓은 데이터를 확보할 필요가 있다고 생각한다. 이러한 데이터가 구축된다면 사람의 건강과 면역에 보다 중요한 역할을 하고 있는, 다만 우리가 인지하지 못하고 기존 면역학에서도 간과되고 있던 어떤 팩트들을 찾을 수 있다고 믿는다. 이는, 파지리아러스®의 성공적인 개발에도 큰 도움이 될 것으로 보인다.

인트론바이오는 장내세균, 마이크로바이옴에 도입된 NGS 기술을 박테리오파지, 파지옴에 도입해 나가고자 한다. 이를 통해 다양한 데이터의 축적은 물론, 더 나아가 파지리아러스® 플랫폼 기술에 지속적인 연구테마를 제공해 나가는 원천으로 삼고자 한다. 이름하여 "파지웨이® ING 서비스"를 기획·준비해 나가고 있는 것이다.

〈Phageway™ iNG Service 개요〉
-개인 기업 국가기관 대상의 Phageome 분석 서비스
-from Superbug to Immune
-파지옴으로 "내 건강의 내일"을 묻다! 파지웨이!
-"나는 누구인가?" 나를 알자!

파지웨이® 서비스 개요

인트론바이오는 파지옴, 즉 박테리오파지는 세균과 공생하면서 유익·유해균의 균수 조절은 물론 세균의 물질 대사, 병독성, 생물막 형성 등에 관여하고 더 나아가 인체 내 면역 조절 기능도 담당하고 있을 것이라 예측하고 있다.

박테리오파지의 첫 발견 이후 100여 년이 지난 오늘날까지, 대부분의 박테리오파지 연구들은 박테리오파지 자체를 세균 제어 목적으로 활용하는 분야에 주로 집중되었다. 하지만 이제부터는

박테리오파지가 다양한 유전물질을 가지고 있고, 면역과 연계하면서 파지옴을 형성하고 있으며, 이는 사람의 건강과 면역에 중요한 역할을 하고 있음을 알아야 한다. 즉, 박테리오파지의 새로운 역할에 관심을 갖고, 이를 어떻게 잘 활용할 수 있을지 고민이 필요한 시점이다. 나아가 이를 잘 분석해내고, 질병 또는 면역과의 연관성 까지 규명해야 하며, 이러한 일은 관련 연구기관 입장에서 매우 중요한 이슈이자 해결해야 할 과제라 생각하고 있다.

파지옴, 즉 박테리오파지는 여전히 명확하게 규명되지 않은, 규명해야 할 것이 많은 우주의 "다크매터[01]"와 같다. 우리가 모를 뿐, 우리 몸 안에서 다양한 형태로 존재하면서 수많은 세균과 바이러스에 맞서 항상성 유지와 함께 건강을 책임지고 있으며, 면역에 핵심 역할을 담당하고 있는 것이다. 이러한 조절물질 또는 인자들을 총체적으로 IRs로 규정하여, 이를 개발해 나가는 것이 파지리아러스® 플랫폼 기술이며, 인트론바이오는 이에 대해 보다 많은 투자를 진행할 것이다. 이러한 길에 있어서 파지옴에 대한 "파지웨이® ING 서비스"는 관련 연구방향 확립에 큰 영향을 미칠 것이라고 생각한다. it is iNtRON.

---

01 Dark Matter 암흑물질.

파지옴 푸드

파지옴 푸드,
면역을 되돌려
건강한 삶을 영위케 하다

　사람의 장은 마이크로바이옴 커뮤니티에 일종의 장소를 제공하는 역할을 한다고 볼 수 있다. 태어날 때 엄마로부터 유래된 마이크로바이옴이 장내에 우선 자리 잡게 된다. 그 이후 여러 가지 환경적인 요인으로 인해 급속도로 발달하면서 개인 각자의 마이크로바이옴이 정착하게 되는 것이다. 이러한 발달사는 박테리오파지, 즉 파지옴의 경우에도 유사한 흐름을 보이고 있다. 아래 그림은 파지옴에 있어서 마이크로바이옴의 발달사와 함께 자주 인용되는 모식도로써, 나이가 들어가면서 박테리오파지의 다양성 및 개체수의 변화를 나타내는 그림이다.

그림에서 보는 것처럼 파지옴은 태어날 때 극히 일부만이 존재하다가 1~2주 사이에 급속도로 증가한다. 박테리오파지의 다양성과 개체수가 폭발적으로 증가하는 것이다. 태어나서 1~2주 내에 폭발적인 증가를 보였던 파지옴은 2~3세까지는 일정 수준으로 유지된다. 하지만 성인이 되면서 급속도로 감소하다가, 노인이 되면서 현저히 적은 수준으로 극감하는 경향을 보인다.

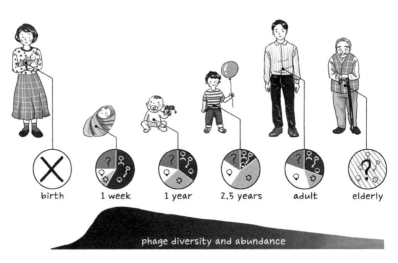

나이에 따른 파지옴 발달

이처럼 태어난 당시에는 파지옴이 체내에 일부만 존재한다. 하지만 1~2주내 폭발적으로 증가하고 이러한 추세가 2~3세까지만 유지되는 이유에 대해서는 아직까지 명확히 규명되지 않았다. 다만, 그간에 쌓인 데이터와 지식을 바탕으로, 이에 대해 일종의 가정이라는 차원에서 설명해 보고자 한다.

엄마의 태반에 태아 상태로 존재할 때 태아는 본인만의 파지옴이나 마이크로바이옴을 별도로 가질 이유가 전혀 없다. 하지만 태어나면서 엄마와 연결된 태반으로 일정 수의 파지옴 또는 마이크로바이옴이 전달되게 된다. 이는 갓 태어난 아기의 태반에서도 박테리오파지와 세균이 분리되는 것에서 알 수 있다. 이처럼 태어난 시점에 엄마로부터 전달된 파지옴의 1차적인 목표는, 장내에 수없이 많은 마이크로바이옴을 잘 정착시키는 것이다그래야 건강하고 면역이 활성화 될 테니 말이다. 이를 위해서 그간 세균에 기생하여 존재하던 프로파지가 여러 형태로 새롭게 리-패키징되면서 박테리오파지로서의 역할을 수행하게 된다. 즉, 라이틱 파지가 급속도로 증가하게 될 필요가 있는 것이다. 그렇게 해야 외부에서 유입되는 유익균은 잘 정착시키고 유해균은 죽임으로써, 궁극적으로 안정적인 마이크로바이옴이 정착되는 것이 아닌가 추측한다. 즉, 안정적으로 그리고 성공적으로 마이크로바이옴을 장내에 정착시키기 위해서는, 파지옴이 당연히 필요한 것이다. 다만, 효율적인 생존을 위해서 세균 내에 프로파지 상태로 존재하고 있었을 뿐이다. 그러다가 엄마로부터 일부 유입된 마이크로바이옴에서 드디어 리-패키징을 통해 새로운 형태의 라이틱 파지로 발달되는 것이다. 외부에서 여러 음식 및 수유 등을 통해 유입되는 세균을 컨트롤하여 필요에 따라서는 다시 라이소제닉 파지로 세균에 기생하기도 한다. 또 한편으로는 라이틱 파지로 유해균을 죽이게 되는 역할을 하기도 한다. 이를 위해서 폭발적인 박테리오파지의 발달, 다시 말해 파지옴의 버스트 시기가 필요할 것이다. 즉, 태어나서 1~2주간 그리고 2~3세까지는 적어도 유지할 필요가 있었던 것은 아닐까 생각한다. 일반적으로 필수적인 면역도 이 정도 시기면 거의 완성되는 것과 같다.

앞서의 설명과 같이 사람이 태어나서 2~3세까지는 파지옴이 다양하게 발달한다. 하지만 나이가 들면서 이러한 파지옴의 숫자가 감소하고, 그에 따라 다양성 지표 또한 낮아지게 된다. 이를 인간의 건강, 그리고 면역과 연결해보면, 파지옴이 상당히 높은 연관성을 갖고 있지 않을까 예상한다. 이 부분은 파지리아®에서 설명하였기 때문에 더 강조하지 않겠다.

그러면 왜 사람들은 나이가 들면서 파지옴의 숫자나 다양성이 감소되는 것일까? 간단히 설명해 보겠다. 2~3세에 이르면, 파지옴과 마이크로바이옴이 일정 수준으로 장내에 잘 정착되었기 때문에, 굳이 더 이상 박테리오파지가 다양성 측면이나 숫자 측면에서 많아질 필요가 없게 될 것이다. 다만 2~3세를 지나서 나이가 더 들게 되면 파지옴이 안정적 상태를 유지하게 되는 것이며, 이에 박테리오파지의 대부분은 라이소제닉 파지 상태로 마이크로바이옴에 기생하면서 살아가게 되는 것 같다. 그러다가 어떤 환경적 요인에 의해 라이틱 파지로 일부 리-패키징되어서 본연의 역할을 하는 것이 아닐까 생각한다. 즉, 라이소제닉 파지에서 라이틱 파지로의 변화가 시작되는 것이다. 그로 인해 장내 면역체계도 변화하게 된다. 박테리오파지 자체가 유병인자가 될 수도 있고, 혹은 유병인자를 제거하기도 하는 것이다. 마치 동전의 앞뒷면과 같은 역할을 하게 되는 셈이다. 인트론바이오는 이러한 면역과 관련한 인자들을 IRs로 정의하며, 파지리아러스® 플랫폼 기술에 있어 하나의 개발목표로 삼고 있다.

파지옴은 태어나서부터 적절한 인체 내 면역체계를 구축하는 데 큰 영향을 미치고 있다. 건강한 삶을 유지하는 데 있어서 대단히 핵심적인 역할을 한다고 유추할 수 있다. 그런데 이러한 파지옴은 나이가 들면서 안정화 과정을 거치면서, 아이러니하게도 다양성과 숫자가 감소하게 된다. 이에 따라 면역체계가 약해지기 시작하고, 외부에서 유입되는 물질들세균이나 바이러스 등에 대한 방어력이 약해지는 등 건강상의 문제가 생기는 것이다. 이를 예방하기 위해서는 새로운 파지옴이 지속적으로 유입될 필요가 있다. 하지만 우리가 흔히 섭취하는 음식이나 식품의 경우 박테리오파지의 인체 내 유입이 불가능한 형태가 대부분이다. 즉, 새로운 파지옴의 유입이 나이가 들면서 불가능해지고, 이에 파지옴의 지속적인 발달이 불가능하게 되는 게 아닌가 추측한다.

성인이 되어서 주로 섭취하는 식품들은 박테리오파지가 존재하지 않는 무균 또는 멸균 상태 식품이 대부분이다. 이는 박테리오파지의 인체 내 유입을 불가능하게 하여, 궁극적으로 다양성 및 숫자를 감소시키는 원인이 될 수 있다. 예를 들어, 목장에서 바로 짠 우유의 경우, 박테리오파지가 상당히 많은 수준10^4 pfu/ml 이상으로 검출된다. 하지만 우리가 마시는 멸균우유에서는 박테리오파지가 검출되지 않는다. 다만, 파스퇴르공법에 따라 저온살균된 일반 시판우유에서는 경우에 따라 박테리오파지가 일부라도 검출될 수 있는 환경이다. 요약하면, 대부분의 식품가공 과정은 일반적으로 세균을 없애는 과정을 거치므로 박테리오파지 또한 함께 제거되기 때문에, 검출이 적거나 혹은 아예 검출되지 않는 것이다. 또 다른 예로, 일반적으로 약수터의 샘물이나 생수에도 다수의 박테리오파지가 검출된다. 그리고 요구르트 등의 발효식품이나 된장, 메주 등 콩과류 발효식품에도 박테리오파지가 검출되기도 한다. 물론 박테리오파지의 검출 분석 데이터가 일부 식품들에 국한된 자료이기 때문에, 이를 전체로 일반화하는 것은 아직 위험하다. 하지만 상기 식품들의 형태를 보았을 때, 상식적으로 어떤 식품들이 우리 몸에 더 좋을 것이라 생각되는가? 인트론바이오 또한 아직은 명확한 답을 제시할 수 없다. 하지만 우리가 다양한 파지옴을 기대한다면, 그래서 건강한 면역을 되찾고자 한다면, 다양한 파지옴을 섭취할 수 있는 환경을 만들어야 한다는 걸 유추해 볼 수 있을 것이다. 이에 대해서는 향후 다양한 연구결과로 밝혀질 것이라 생각한다.

여기서 한 가지 재미있는 얘기를 해보고자 한다. 바로 바실러스균 등으로 되어 있는 유산균 제품이다. 일반적으로 유산균을 섭취하는 이유로 장내 마이크로바이옴을 보다 안정적으로 강화하기 위해서라고 홍보한다. 최근에는 세균먹이까지 같이 섭취해야 한다고 광고하는 제품들도 많다. 게다가 섭취 후에 장내 정착이 잘된다고 홍보하는 제품들도 다수 출시되고 있다. 여기서 재미있는 사실은, 유산균을 생산하는 유제품 회사에서는 박테리오파지라고 하면 화들짝 놀라며 가까이 하기를 무척 꺼린다는 점이다. 이는 박테리오파지가 감염되면 유산균 종균을 죽이는 일이 발생하기 때문이다. 때로는 발효과정 중 박테리오파지에 감염되면, 일종의 거품발생 등으로 발효가 엉망이 되는 경우도 많다. 이 때문에 이들 유제품 회사에서는 박테리오파지를 발효의 적으로 삼고 있으며, 유입을 차단하는 데 온갖 신경을 쓰기도 한다.

인트론바이오는 유제품 생산에 문제가 있다고 생각한다. 현재 유제품 생산에 사용되는 유산균들에는 박테리오파지가 배제되어 있으므로, 이는 일종의 껍데기 균을 공급하는 것과 같다고 생각한다. 유입되는 유산균들이 제대로 기능을 발휘하려면, 일단 장내의 면역 환경에 잘 적응하여 정착할 필요가 있다. 이를 위해서는 첫 번째로 면역체계로부터 회피되어야 한다. 살아남아야 잘 정착할 수 있는 것이다AD 시대 「파지리아러스®! 프로파지에 주목하다」 섹션 참조. 두 번째로 새로운 박테리오파지를 지속적으로 유입해 줄 필요가 있다. 파지옴이 잘 발달해야만 면역체계가 활발해지고 궁극적으로 건강한 삶이 가능하다고 본다. 이러한 두 가지 이유 때문에, 박테리오파지가 존재하는 유산균이 아니면 장내에 제대로 정착할 수 없으며, 또한 파지옴의 다양성 및 개체수 증가를 가져오지도 못하게 된다. 그러므로 박테리오파지가 제거된 유산균 섭취는 일종의 껍데기를 먹는 것이나 진배없다고 생각한다. 즉, 새로운 유산균 종균을 개발해야 하며, 더불어 새로운 발효기술 또한 개발되어야 할 것이다.

인트론바이오는 사람의 면역과 건강에서 파지옴의 중요성을 강조해오고 있다. 박테리오파지가 체내로 지속적으로 유입될 수 있는 환경에 있어야만 하며, 그렇지 못한 경우 나이가 들면서 체내 파지옴의 다양성이 줄고, 더불어 개체수의 감소까지 나타나게 된다. 인트론바이오는 이로 인해 치매, 암, 각종 세균 및 바이러스 감염질환에 쉽게 노출되는 것이라 유추하고 있다. 사람이 노년이 되어서도 건강한 삶을 살기 위해서는 활발한 면역체계를 가질 필요가 있다. 이는 파지옴의 다양성 및 숫자에 기초하고 있다고 생각한다. 하지만 대부분의 사람들은 나이가 들면서 박테리오파지에 노출될 환경을 확보하지 못한다. 따라서 궁극적으로 건강한 면역체계를 갖지 못하는 것이 아닌가 추측하고 있다.

이러한 배경에서 인트론바이오는 파지옴 푸드에 주목하고 있다. 박테리오파지에 접촉할 확률을 높여줄 수 있는 파지옴 푸드가 필요하다고 생각하기 때문이다. 이러한 식품의 섭취를 통해서 보다 면역체계를 발달시킴은 물론, 박테리오파지의 체내 다양성 및 숫자 또한 증가시킬 수 있다. 파지옴 푸드가 사람을 보다 건강하게 할 수 있는 것이다. 아직 파지옴 푸드에 대해서 검토할 것이 많기에 본격화할 단계는 아니다. 하지만 인트론바이오가 시도하고 있는 다양한 혁신적 기술들이 성공한다면, 현실에서 만날 수 있는 시기가 곧 도래할 것이라 믿는다. 인트론바이오는 그것이 미래에서 일어날 오늘이라 생각하고 있다.

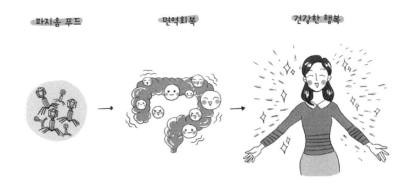

파지옴 푸드를 통한 건강과 면역

파지옴 푸드   면역회복   건강한 행복 인트론바이오는 이처럼 박테리오파지가 인간을 포함한 생물체에 매우 밀접한 관련성을 갖고 있다고 믿고 있으며, 이것이 관련 연구를 지속해 나가는 중요한 바탕이 되고 있다. 박테리오파지에 대한 다양한 관심은, "판 파지 가설"은 물론, "생물의 기원 또는 진화"와도 연결되고 있다. 지금부터는 상상의 나래를 펴서 흥미로운 가상소설을 써보고자 한다. **it is iNtRON.**

판 파지 가설

거대한 가상의
메가 박테리오파지!
"판 파지 가설02"

　판 구조론Plate Tectonics이란, 지구 6대륙의 기원을 설명하는 이론 중 하나로, 이에 대해서는 전문가들조차 이해하기가 너무 어려워 고개를 젓는 내용이니 상세한 설명은 하지 않겠다. 그저 쉽게 설명해보면 하나의 대륙에서 여러 대륙으로 나눠졌다는 이론이다.

　판 구조론을 뜬금없이 꺼낸 이유는, 박테리오파지 또한 일종의 판 파지에서부터 나누어지고 있는 것이하, 리-패키징이라 칭함이 아닐까 생각하며, 이를 "판 파지 가설"이라고 명명하였다.

02　Plate Phages Hypothesis 인트론바이오의 가설임.

박테리오파지를 설명할 때 장내세균 등에 끼어들어서 일종의 기생생활 형태를 취하고 있는 파지를 프로파지라이소제닉 파지라고 하였다. 이들은 모두 어디에서 기원했으며, 어떤 차이들이 있는 것일까?

박테로이데스 자일라니솔벤스[03]라는 사람의 장내에서 분리된 균주를 예로 들어 설명해 보겠다. 박테로이데스 자일라니솔벤스를 NGS 기술을 통해서 유전체를 자체적으로 분석하였다. 프로파지 헌터라는 프로파지 예측 프로그램으로 바이오인포매틱스 분석을 실시한 것이다. 이때 박테리오파지로부터 유래된 유전자로 예측되는 서열이 258개 정도로 분석되었고, 이것이 분리된 균주의 유전체에 널리 군데군데 끼어들어가 있음을 알 수 있다. 또 다른 장내세균인 박테로이데스 불가투스[04]라는 균주의 경우에도 동일한 분석을 실시해보았다. 그 결과, 96개의 유전자가 박테리오파지 유래의 유전자로 예측되었고, 이 또한 균주에 골고루 끼어들어가 있다고 분석되었다. 물론 박테로이데스 자일라니솔벤스나 박테로이데스 불가투스균에서 발견되는 박테리오파지 유전자 서열은 동일하지 않다.

---

03 *Bacteroides xylanisolvens*
04 *Bacteroides vulgatus*

이처럼 장내에서 발견되어 분리된 바실러스균 등 장내세균의 유전체 분석을 실시해 보면, 박테리오파지로부터 유래된 유전자로 예측되는 서열로 분석되는 일종의 유전자 섬[05]들을 발견할 수 있다. 이런 점 또한 앞서 설명한 것처럼, 장내세균에 프로파지가 라이소제닉 형식으로 끼어들어가 기생하면서 살고 있다는 증거이기도 한 것이다. 이 때문에 궁극적으로 상기 유산균들이 면역체계로부터 회피되어 외부물질로 인지되지 않고 살아갈 수 있는 것이라 생각한다.

이렇게 장내세균에서 군데군데 발견되는 박테리오파지 유래의 유전자들은 어떤 역할을 하게 되는 것일까? 인트론바이오는 이러한 유전자들이 리-패키징이라는 과정을 거쳐서, 라이틱 기능을 갖는 박테리오파지로 발달하게 되고, 이것이 다시 세균을 죽이거나 또는 자신들을 증식시키는 과정을 거치게 된다고 생각한다. 다시 말해서 장내세균에 끼워져 있는 박테리오파지 유래의 유전자들은 향후 다양한 형태의 박테리오파지로 레고 블록처럼 리-패키징[06]되고 있다고 생각한다.

05 Island
06 Re-Packaging

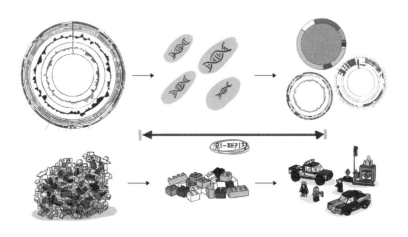

판 파지 가설

장내세균에 끼어져 있는 박테리오파지 유래 유전자들은 레고 블록의 역할을 할 것이라 생각한다. 이러한 장내세균에 존재하는 박테리오파지 유래 유전자들을 모두 꺼내서 연결하면 어떻게 될까? 인트론바이오는 하나의 거대한 메가 박테리오파지 유전체가 만들어질 수 있다고 본다. 다시 말해서 판 파지와 같은 역할을 하는 거대한 박테리오파지 유전체의 총집합체가 존재할 수 있다. 이러한 집합체 개념의 박테리오파지 유전체들은 필요에 따라 레고 블록처럼 리-패키징 과정을 거쳐서 각각의 박테리오파지로 만들어지는 것이 아닐까 생각한다.

그 예로 NGS 분석을 통해 장내 파지옴을 분석해서 크로스 어셈블리라는 일종의 유전체 분석을 시도한 보고가 있다. 크로스 어셈블리[07] 파지라는 새로운 거대한 박테리오파지가 예측된 것이다. 그런데 실제로 이것이 박터로이데스 인테스티날리스[08]라는 균에서 분리되었고, 게다가 구바 파지[09]라는 유사한 파지 또한 분리된 바 있다. 인트론바이오의 가정에 따르면, 이러한 크로스 어셈블리 파지나 구바 파지는 일종의 판 파지의 작은 새끼이거나 진화체이지 않을까 생각한다. 보이지는 않지만 이러한 새끼 박테리오파지의 조상이 되는 거대한 박테리오파지가 있었을 것이다. 아니면 현재도 다양한 세균에 조각조각 레고 블록 형태로 존재할 수도 있다. 실제로는 존재할 수 없지만 이를 모두 연결하면 거대한 박테리오파지가 될 것이고, 이것은 가상의 거대한 메가 박테리오파지이자 판 파지이지 않을까 추측한다.

07 crAssphage Phage
08 *Bacteroides intestinalis*
09 Gubaphage

"판 파지 가설"은 "판 구조론"의 개념에서 따온 것으로, 정확하게 입증할 수도 없고 입증할 이유도 없다. 다만 박테리오파지의 여러 유전체를 종합하여 분석해 보면 그럴 확률이 높다고 추정하고 있을 뿐이다. 인트론바이오는 "판 파지 가설"을 증명의 대상이 아니라, 신약개발의 대상으로 바라보고 있다. 즉, 박테리오파지를 정점으로 다양한 연구개발 활동을 해오다 보니, 알면 알수록 박테리오파지가 큰 매력으로 다가오고 있으며, 이에 이를 조금이라도 이해해주길 바라는 마음으로 "판 파지 가설"을 정리해 본 것이다.

이제 "판 파지 가설"에 대한 설명에서 한걸음 더 내딛어서 더욱 근본적으로 생물체의 진화에 대한 생각을 설명해 보고자 한다.

it is iNtRON.

"

인트론바이오는
박테리오파지가 인간을 포함한
여러 생물체와 밀접한 관련성이 있다고 믿는다.
"파지웨이® ING 서비스"는 이를
구체적으로 규명하기 위한 시도다.
더 나아가 박테리오파지에 대한 다양한 관심은
"판 파지 가설"은 물론,
"생물의 기원 또는 진화"와도 연결되고 있다.

"

다크매터 진화

생물체 진화의 "다크매터"? 박테리오파지

우주를 설명할 때 "다크매터[10]"라는 용어가 있다. 특히 우주진화론을 설명할 때 나오는 용어인데, 우주를 구성하는 물질들 중에서 23% 이상을 차지하고 있다고 알려진 물질이다. 전파·적외선·가시광선·자외선·X선·감마선 등과 같은 전자기파로도 관측되지 않고, 오로지 중력을 통해서만 존재를 인식할 수 있는 물질을 말한다.

X선 관측을 통해서 분석하면, 타원은하에도 암흑물질이 10배 이상 많고, 은하단과 초은하단과 같이 천체가 크면 클수록 더욱 많은 암흑물질을 포함하고 있다는 것이 밝혀졌다. 다만, 암흑물질

의 구성 성분은 아직도 미해결의 문제로 남아있다고 한다. 현재까지 알려진 바로는 그저 암흑물질이 약한 상호작용을 하는 질량을 가진 기본입자들로 구성되었다는 이론이 유력하다. 어쨌든 우주 진화론에 큰 역할을 할 것이라 예측 또는 추정하고 있을 뿐이다.

인트론바이오는 박테리오파지가 생물체의 "다크매터"가 아닐까 한다. 우주의 "다크매터" 개념과 유사하게, 인간을 포함한 생물체의 진화에 커다란 영향을 미쳐 왔다고 생각하는 것이다. 생물체 진화에 있어서 다크매터가 박테리오파지가 아닌가 하는, 상상 속 애기를 지금부터 해보고자 한다.

지구상에서 최초의 생물체 또는 그 생물체의 기원은 무엇일까? 이에 대한 의문 및 정답은, 인류가 여전히 관심을 갖고 있지만 아직도 미완의 상태이다. 현재까지 어떠한 이론으로도 완벽하게 설명되지 못하고 있다. 여러 가설들이 이론이라는 이름으로 설왕설래되고 있을 뿐이다. 우선, 진화를 설명할 때 혼선이 있을 수 있는데, 지구상 최초의 생물체라는 것과 그 생물체의 기원은 구분해서 이해되어야 한다. 즉, 최초의 생물체와 그 생물체의 기원은 같은 듯하지만 완전히 다른 의미인 것으로, 같은 개념으로 사용되는 것을 경계해야 한다.

지구의 역사는 대략 46억 년 정도의 나이라 여겨지고 있다. 지구상 첫 생물체에 대해서는 여러 가설들이 있다. 자연발생설, 생물속생설, 외계생명체 유입설, 창조론, 원시생명체 탄생설 등 아직까지 명확한 근거는 없지만, 다양한 가설들이 지구상 최초의 생물체에 대해서 설명하고 있다.

모든 가설들이 내용에 큰 차이가 있지만 공통적으로 말하고 있는 초기 생물체의 특징들이 있다. 이는 현재 존재하는 모든 생물의 공통 조상이기 때문에 "현재의 모든 생물체들과도 절대적인 공통 특징을 갖고 있었다"는 것이다. 유전암호는 DNA이며, 그것이 중개자 역할을 하는 RNA로 전사되어 궁극적으로 단백질이 합성된다는 것이다. 즉, 노벨상을 수상한 이론이기도 한 "센트럴도그마[11]" 이론을 따르는 생물체였을 것이라는 얘기다.

결론부터 말하자면, 인트론바이오는 지구상 최초의 생물체는 박테리오파지였을 가능성이 높다고 생각한다. 그리고 그 생물체의 기원은 박테리오파지의 원시조상쯤 되는 박테리오파지의 어떤 DNA 조각들이었을 것이라고 추정한다. 이러한 DNA 조각들은

---

11 Central Dogma. 1958년 크릭이 주창한 가설로, "분자생물학의 중심원리"를 일컬음.

앞서 설명한 "판 파지 가설"에서 얘기한 것과 유사한 개념에서 출발한다. 인트론바이오의 가설은, 현재 받아들여지고 있는 기존 가설들과 크게 두 가지 면에서 큰 차이가 있다.

첫 번째로, 여러 가설에서는 지구상 최초의 생물체가 세균이었을 것이라고 한다. "심해 열수구 가설[12]이 대표적인데, 이는 열수구에서 유기물질이 농축되어 생명체세균가 생겨났다는 가설이다. 통계적으로 가능성이 높아서 주로 받아들여지고 있지만, 앞서의 결론처럼 인트론바이오는 박테리오파지가 지구상 최초의 생물체라고 생각하고 있다.

두 번째로, 여러 가설에서 지구상 최초의 생물체 기원은 DNA나 RNA와 같은 핵산이었을 것이라 주장한다. 이 부분에 있어서는 인트론바이오 또한 전적으로 동의한다. 다만 DNA 혹은 RNA에 대한 생물체의 기원에 있어서는 아직까지 결론이 내려지지 않고 있다. RNA였을 것이라고 주장하는 과학자들이 매우 많기는 하다. 하지만 이는 마치 계란이 먼저냐 닭이 먼저냐의 논쟁과 유사하다.

---

12 Hydrothermal Vent Theory 지구의 생명 탄생과 관련하여,
    최초의 유기물이 심해 열수구 환경에서 유래하였다는 가설.

정확하게는 DNA와 RNA 중에서 무엇이 생물체의 기원인지 아직 명확한 결론이 나지 않고 있다. 인트론바이오는 DNA였을 것이라 생각한다. 유전물질의 진화에 있어 효율성 및 안전성 등에서, DNA가 우월하다고 생각하기 때문이다. 즉, DNA가 지구상 첫 생물체의 기원이지 않을까 추정한다.

요약해 보면, 박테리오파지가 지구상 최초의 생물체였다. 그 기원은 박테리오파지의 원시 조상쯤 되는 DNA 조각들이다. 이는 "판 파지 가설"과도 유사한 개념이다. 수십 억년의 진화과정을 거치면서 박테리오파지 DNA 조각으로부터 탄생한 박테리오파지는, 필요에 따라 현재의 모든 생물체로 진화된 것이라고 추정한다. 이에 따라 사람의 면역과 건강에 대한 미해결 난제 또한 박테리오파지에서 해답을 찾을 수 있다고 생각한다.

먼저 일반적인 가설에서 말하는 것처럼 세균이 최초의 생물체였다고 가정해 보자. 과연 박테리오파지라는 생물체를 세균의 입장에서 진화로 만들어낼 이유가 있었을까? 세균의 입장에서 굳이 박테리오파지라는 자신의 천적을 만들어낼 하등의 이유가 없었을 것이다. 오히려 반대로 박테리오파지의 입장에서 생각해 보자. 자기 자신이 살아가는 데 있어서 박테리오파지는 세균이 절대적으로 필요했을 것이다. 기생하며 살 수도 있고, 때로는 먹잇감으로 쓰일 수 있는 세균이라는 생물체가 필요했을 것이다. 박테리오파지의 저장장치이자 먹이로써 세균이 필요했을 것이다. 이처럼 진화론적으로 박테리오파지로부터 필요에 따라 세균이 진화했다고 보는 것이 보다 타당하지 않을까 한다. 더불어 박테리오파지는 세균을 보다 안전하게 보관할 이유가 있었다. 이에 사람을 포함한 동물의 장[13]내와 같이 저장시켜 둘 장소가 필요했을 것이다. 장내 세균이 사람의 몸에 존재하게 된 이유 중의 하나일 것이다. 이 부분은 AD시대 「파지리아러스®! 프로파지에 주목하다」에서 이미 설명하였지만, 다음 섹션에서 다시 설명하도록 하겠다.

이 지점에서 박테리오파지와 바이러스를 진화론적으로 설명해 보도록 하겠다. 많은 학술자료에서 박테리오파지를 바이러스군의 하나로 규정하고 있다. 진화론 측면에서 바이러스에서 박테리오파지가 진화했다고 여기고 있는 듯하다. 인트론바이오는 그와 반대로 생각하고 있다. 물론 이를 증명할 데이터나 학술자료는 없다. 인트론바이오의 생각일 뿐이다. 이에 대해 크게 두 가지 관점에서 입장을 정리해 보겠나.

---

13 Intestine. 臟

첫 번째는 "먹이사슬"의 관점이다.

앞서 파지러스® 섹션에서 설명했던 인트론바이오의 "ViP 싸이클 가설"을 되짚어 보겠다. "ViP 싸이클 가설"에 따르면, 바이러스는 박테리오파지로부터 진화했을 가능성이 높다. 박테리오파지는 인체 내에 존재할 수 있을 정도로 안전하다. 하지만 바이러스는 그렇지 않다. 체내에 존재하고 있는 박테리오파지의 입장에서 생각해 보자. 세균만 잡아먹고 살아간다는 것이 불만일 수 있고, 이에 세균에 비해 거대한 동물세포 역시 잡아먹어야 할 필요가 있었을 것이다. 수십 억년 이상 자신이 생존하기 위해서는 더욱 거대한 먹잇감이 필요했을 수 있고, 대규모 전파감염 능력까지도 필요했을 것이다. 동물세포에 기생하거나 잡아먹기 위해서는 변이를 포함한 진화가 필요했을 것이다. 동물의 외부로 빠져 나오는 것이 급선무였고, 이에 첫 번째 단계의 진화 및 변이를 거쳤을 것이다. 그것이 바로 바이러스다. 이처럼 바이러스로 진화된 박테리오파지는 동물세포사람 포함에 감염할 수 있게 됨으로써, 본인들의 개체수 증대는 물론, 생존을 위한 완벽한 무기를 마련한 것이다. 자신을 더욱 강화하기 위해서 더 많은 변이와 진화를 거칠 수도 있다. 코로나 바이러스나 독감 바이러스처럼 가끔은 팬데믹 상황을 만들어서 급속도로 영역을 확장하고 있으며, 이는 또 다른 진화의 토대를 만들어 가고 있는 것이 아닐까? 박테리오파지를 이용하면 이러한 바이러스를 무력화시킬 수 있을 것이다.

두 번째는 박테리오파지 및 바이러스를 구성하고 있는 핵산, 즉 DNA와 RNA의 관점이다.

RNA 구조를 띠고 있는 바이러스가 많이 발견되고 있고, 또한 DNA 구조를 가진 것도 많이 발견되고 있다. 코로나 바이러스[14], 독감 바이러스[15], 에이즈 바이러스[16], 에볼라 바이러스[17] 등은 RNA 구조의 바이러스다. 반면 허피스 바이러스[18]나 수두 바이러스[19] 등은 DNA 구조를 가진 바이러스이다. 일반적으로 병원성이 높고 전파력이 강한 바이러스는 주로 RNA 구조로 되어 있다. 빠르게 전파할 수 있고 변이가 용이하여 생존가능성을 높일 수 있기 때문이다. 이에 반해서 박테리오파지는 DNA 구조를 가진 것이 주로 발견되고 있다. 물론 RNA 구조로 되어 있는 RNA 박테리오파지도 발견

---

14 COVID-19 Corona Virus
15 Flu Virus
16 AIDS Virus
17 Ebola Virus
18 Herpes Virus
19 Chickenpox Virus

되지만, 레비비리데[20] 및 싸이토비리데[21]와 같이 지금까지 발견된 RNA 박테리오파지는 매우 적다. DNA 박테리오파지에 비해서 무시해도 좋을 정도로 그 숫자가 적은 것이다.

특히 NGS의 발달로 장내에 존재하는 파지옴 분석이 가능해지면서, 많지는 않지만 관련 보고가 조금씩 이뤄지고 있다. 장내에 존재하는 박테리오파지들은 DNA 박테리오파지로 분석되고 있다. 재미있는 결과라 생각된다. 즉, 장내 NGS 분석으로는 RNA 박테리오파지가 발견된 경우가 현재까지 없다. 앞서 언급한 것처럼 장내에 존재하는 박테리오파지 외에도 수없이 많은 박테리오파지들이 분리되었지만, 이들은 대부분, 아니 거의 99%가 DNA 박테리오파지이며 RNA 박테리오파지는 거의 없다고 할 수 있을 정도다. 왜일까?

여기서, 인트론바이오의 "ViP 싸이클 가설"을 한 번 더 언급하겠다. 인트론바이오는 "바이러스는 박테리오파지로부터 진화된 생물체"라고 주장하고 있다. 특히 RNA 박테리오파지가 바이러스로

---

20 Leviviridae
21 Cystoviridae

진화된 것이라 생각한다. 박테리오파지의 입장에서 효과적으로 장내에 기생하여 살아가기 위해서는, RNA 구조보다는 DNA 구조가 훨씬 용이했을 것이다. DNA 구조로 되어 있어야만 장내세균에 삽입된 상태로 살아갈 수 있으며프로파지/라이소제닉 파지 형태, 이를 통해 보다 생존가능성 및 증식효율을 높이게 된 것이다. 반대로 RNA 형태의 박테리오파지는 체내에 있을 수도 없었고 있을 필요도 없었기 때문에, 체외로 빠져나가는 것을 선택할 수밖에 없었을 것이다. 아마도 진화가 필요한 시점이었을 것이다. 이에 외부로 빠져나가면서 바이러스로 진화했을 것이라고 생각한다. 이런 이유로 RNA 박테리오파지는 거의 분리되지 않고 있는 것이며, 병원성이 강한 바이러스는 주로 RNA 바이러스 형태인 것이다. 이는 상기 내용과 일치되는 추론이라 할 수 있다.

지금까지 "박테리오파지가 지구상 최초의 생물체이며, 그 기원은 박테리오파지의 DNA 조각이었을 것"이라고 주장하는 인트론바이오의 생각을 정리하여 설명해 보았다. 이는 인트론바이오가 박테리오파지를 이용한 신약개발에 계속 매진하다 보면 자연스럽게 증명될 수 있다고 생각한다.

이처럼 인트론바이오가 바라보고 있는 박테리오파지는 단순히 "세균을 죽이는 바이러스"라는 개념을 넘어섰다. 사람의 면역과 간접적으로는 물론 직접적으로도 연관성을 갖고 있고, 이를 장내 세균을 컨트롤하면서 진화해 나가고 있는 개념으로 확대한 것이다. 그 개념에서 지구상 최초의 생물체는 박테리오파지이며, 그 기원은 박테리오파지의 원시 조상쯤 되는 DNA 조각이지 않았을까 추정하는 것이다.

박테리오파지를 컨트롤할 수 있게 되면, 세균은 물론 바이러스에도 효과적으로 대응할 수 있는 무기를 갖게 될 것이다. 더 나아가 박테리오파지에서 면역의 열쇠를 찾게 될 것이며, 궁극적으로 사람의 건강한 삶을 유지할 수 있는 "판도라의 상자"를 열 수 있지 않을까 한다. 이는 "가정"에서 출발하고 있지만 "확신"에 찬 발걸음이며, 박테리오파지 관련 신약개발의 성공으로 자연스럽게 증명될 것이라 믿고 있다. it is iNtRON.

박테리오파지 진화

박테리오파지에 대한
끝없는 욕심이
진화를 만들다

"지구상 최초의 생물체는

박테리오파지이었을 것이며,

그 기원은 박테리오파지의 원시조상쯤 되는

DNA 조각이었을 것이다"

- 인트론바이오

박테리오파지의 원시조상이 되는 DNA 조각은 어떤 방식으로든 진화를 거쳤다. 자기 자신이 살기 위해서 세균이라는 생존수단을 만들게 된 것이다.

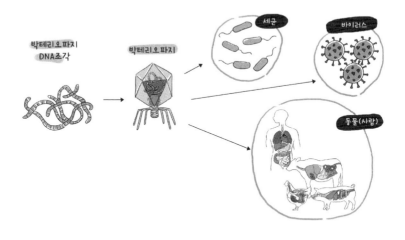

박테리오파지의 진화

박테리오파지
DNA조각

박테리오파지

세균

바이러스

동물(사람)

 이를 위해 우선 세균들을 잘 케어해야 했기에 동물사람 포함의 "장"
처럼 일종의 "세균 저장 창고"를 만든 것은 아닐까 한다. 장내에
세균 저장 창고를 만들고, 장내세균이 생존할 수 있도록 면역체계
와도 적절히 교신할 필요가 있었을 것이다. 그래서 박테리오파지
는 장내에서 프로파지 형태로 세균에 기생하여 살고 있는 것이다.
박테리오파지는 면역체계에서 스스로 회피되기도 하며, 프로파지
형태로 기생하고 있는 세균 또한 면역체계에서 회피되도록 할 수
있다. 다음 진화단계로 박테리오파지는 보다 많은 개체수로 증식

하기 위해서, 동물세포라는 또 하나의 먹잇감을 사냥하고자 바이러스로 진화하게 되었다. 사람을 포함한 동물세포를 매개로 하여 박테리오파지는 바이러스라는 이름으로 진화를 거친 것이 아닌가 생각한다. 박테리오파지가 면역체계에서 회피되는 이유는 박테리오파지의 DNA 조각이 지구상 첫 생물체의 기원이기 때문이며, 이는 당연한 자연의 이치로 보인다. 이 때문에 면역체계는 박테리오파지 자체를 제거할 이유가 없고, 이에 박테리오파지는 사람에게 해가 되지 아니한다.

다시 말해서, 지구상 최초의 생물체인 박테리오파지는 DNA 조각으로부터 출발하였다. 세균을 만들고 이를 잘 케어하기 위해서, 동물의 장과 같은 세균 저장 창고가 필요했다. 다시 동물세포라는 풍부한 먹잇감을 사냥하기 시작하였고, 이에 바이러스로 일부가 진화하였다. 즉, 지구상 생물체의 진화는 박테리오파지가 살아가기 위해서, 그 DNA로부터 시작되었고, 계속 이어져가고 있는 것이다. "인류의 진화는 DNA 자체의 진화일 뿐이다"라고 규정한 어느 책의 내용에 동의한다. 다만, 거기에 더하여 그 DNA는 박테리오파지의 DNA인 것이며, 지구상 생물체는 박테리오파지의 필요성에 의해서 만들어진 진화의 산물인 것은 아닐까? 즉, 박테리오파지는 동물사람 포함, 세균, 그리고 바이러스를 통해서 생존과 진화라는 과정을 지금도 거치고 있는 것이다. 이에 앞으로도 세균과 바이러스는 끝없이 사람을 포함한 생물체와 애증의 관계를 맺어 갈 것이다. 따라서 박테리오파지를 알아야만 세균과 바이러스에 대응할 방안이 찾아질 것이다. 어쨌든 박테리오파지의 끝없는 욕심이 진화를 이끌고 있는 것이다.

인트론바이오는 박테리오파지를 정점으로 관련 신약개발에 나서고 있다. 세균과 바이러스는 끝없이 인간과 함께할 것이며, 가끔은 인류를 크게 위협할 것이다. 이 때문에 세균 질환과 바이러스 질환에 대해 효과적인 대책을 세우려면 박테리오파지를 잘 이해하고 이용해야 한다. 또한 이러한 박테리오파지를 이용한 신약개발은 궁극적으로 사람의 건강과 면역에 직접 연결될 것이다. 이를 근간으로 인트론바이오는 사람의 건강과 면역의 열쇠를 쥐게 될 것이다. **it is iNtRON.**

프롬 수퍼버그 투 이뮨,
그 열쇠를 쥐다!

지금까지 인트론바이오의 박테리오파지를 바라보는 시각, 그리고 그 R&BD 플랫폼 기술에 대해서 상상의 나래를 펴보았다.

핵심을 요약하면, 박테리오파지의 초창기 연구는 "세균을 잡아먹는 바이러스"에서 출발하여, 수퍼박테리아라 불리는 내성균에 대한 신약을 개발하는 데 집중되었다. 하지만 파지리아®를 통해 파지옴이라는 영역에 진입하면서 면역에 관심을 갖게 되었다. 인트론바이오는 이때까지의 기술시대를 BC 기술시대라 분류하고 있으며, 그 목표는 "퍼스트-인-클래스" 신약개발이다. 이후 AD 기술시대에 접어들면서 "퍼스트-인-컨셉" 신약개발에 돌입하게 되었다. 파지러스® 및 파지리아러스®라는 플랫폼 기술에 기초하여 바이러스를 무력화시킴은 물론, 궁극적으로 면역치료제를 타깃으로 하는 신약개발을 목표로 집중 투자해 나가고 있다. 박테리오파지에 대한 R&BD 영역은 수퍼박테리아로부터 출발하여 면역까지 폭넓게 확장되었다고 할 수 있다. 인트론바이오는 이 분야에 있어서 세계적인 기술경쟁력을 확보하고, "프롬 수퍼버그 투 이뮨" 신약개발을 북극성으로 삼아 지치지 않고 계속해서 항해해 나가고 있다.

또한 박테리오파지를 이용한 신약개발 중 "ViP 싸이클 가설" 및 "트라이앵글 가설"을 비롯하여, "다크매터" 및 "판 파지 가설" 등의 여러 가설이 나오게 되었다. 여기에 더하여 지구상 생물체의 기원까지도 박테리오파지를 중심으로 설명하였다. 이는 인트론바이오가 박테리오파지를 이용하여 "퍼스트-인-클래스" 신약과 함께 "퍼스트-인-컨셉" 신약을 개발해 나가다 보면 자연스럽게 증명할 기회가 있을 것이라 생각한다. 본 책자를 통해 R&BD의 북극성으로 삼고 있는 박테리오파지에 왜 그토록 집중하게 되었는지 그 이유를 독자들이 조금이라도 이해했기를 바란다. **it is iNtRON.**

"from SUPERBUG to IMMUNE"의
길을 지켜보면서
많은 응원과 격려가 있기를
바라겠습니다.

책을 끝내면서
아쉬움에

인트론바이오의 신약개발에 있어서 그 출발점이 어디에서 비롯되었든, 인트론바이오의 현재는 박테리오파지를 근간으로 하고 있으며 그 눈은 보다 먼 미래의 오늘을 바라보고 있다.

신약개발의 길에 쉬운 길은 없겠으나, 그럼에도 조금은 쉬운 길을 선택할 수도 있었고, 남이 가던 길을 쫓아갈 수도 있었다. 누구도 가보지 않은 길을 걸어가는 것에 막연한 두려움이 있는 것도 사실이다.

개발에 실패할 수도 있고, 세워진 가설들을 증명하는 데 어려움이 있을 수도 있다. 또한 중간에 포기할 수밖에 없는 상황이 오지 않을까 하는 두려움도 있다. 하지만 두려움이 있기에 도전이라는 숭고한 말도 탄생한 것이 아닐까 한다. 도전에 더하여 인트론바이오는 생존이라 여기고 있다. 이는 마치 박테리오파지가 지속적으로 진화하고 있는 것이 자신의 영역을 확장하는 것으로 비춰질 수 있지만, 그 내막은 생존이며, 그 생존을 위해서 끝없이 변화 및 진화해 나가고 있는 것과 같다.

이처럼 변화와 진화는 두려움에 기인하는 것으로, 생존하기 위해서는 반드시 겪어야 하는 일이다. 다만 이러한 두려움을 기대에 찬 떨림으로 승화해 나가면서, 머나먼 미래가 오늘로 다가올 시간을 상상하며, 어느 누구보다도, 그리고 그 무엇보다도 큰 희망과 기대를 가지고 뚜벅뚜벅 나아갈 뿐이다. **it is iNtRON.**

不狂不及 · 磨斧作針 · 熱血男兒

"열정은 자유로움이다!"

it is iNtRON.

- 박테리오파지
  Bacteriophage를 말하는 것으로, Bacteria세균에 "먹어삼키다, 파괴하다"라는
  그리스어 "phagein"이 결합된 용어이며, 파지라고 줄여서 사용하기도 함.

- 수퍼박테리아
  Superbacteria 또는 Superbug이라고도 표현하며, 항생제에 내성을 보이는
  세균을 의미함.

- 혁신적-혁신
  Innovative-Innovation으로 해석될 수 있으나 흔하게 사용하는 말은 아니며,
  인트론바이오에서 회사의 기술적 방향을 의미하여 사용 중에 있음.

- BC 시대
  인트론바이오의 기술시대를 의미하는 말로, Before Concept 또는
  Before Cancer의 첫 글자에서 따온 줄임말이며, 새로운 콘셉트의 신약개발
  이전을 의미하고 있음.

- AD 시대
  인트론바이오의 또 다른 기술시대를 의미하는 말로, After Definition/Doctrine
  또는 After Infectious Disease Drug의 첫 글자에서 따온 줄임말이며, 새로운
  콘셉트개념를 기초로 기존과는 다른 신약개발에 돌입한 시기를 의미하고 있음.

- 엔도리신

  Endolysin으로 표현되며, 엔도리신 또는 엔도라이신으로 말하기도 함.
  박테리오파지가 실제적 세균을 죽일 때 작용하는 일종의 단백질 효소라고 할 수
  있으며, Lysin이라고 줄여서 사용키도 함.

- 토나 버케이즈

  Tonabacase로 표현되며, WHO INN에서 국제적으로 인증받은 SAL200 신약의
  성분명이라 할 수 있음.

- 그램양성균 및 그램음성균

  각각 Gram positive(+) bacteria 및 Gram negative(-) bacteria로 표현됨.

- 펩티도글라이칸

  세균 세포막에 존재하는 구조로 Peptidoglycan이라 표현됨.

- 잇트리신®

  itLysin®으로 표현되며, 기존 엔도리신에 단백질공학 기술이 적용된
  인트론바이오의 기술 상표명의 하나임.

- 플랫폼 기술

  Platform Technology로 표현되며, R&BD의 핵심기술을 총칭하는 의미로 사용됨.

- 파지리아®

  PHAGERIA®로 표현되며, **Phage**와 Bacte**ria**의 합성어로써 인트론바이오의
  기술 상표명의 하나임.

- 마이크로바이옴

  Microbiome으로 표현되며, 장내미생물총을 의미함.

- 파지옴

  Phageome으로 표현되며, 장내 박테리오파지총 또는 장내 파지총을 의미함.

- 프로파지

  Prophage로 표현되며 라이소제닉 파지라고도 함.

- 라이소제닉 파지

  Lysogenic phage로 표현되며 프로파지라고도 함.

- 라이틱 파지

  Lytic phage로 표현함.

- 파지러스®

  PHAGERUS®로 표현되며, **Phage**와 Vi**rus**의 합성어로써 인트론바이오의 기술 상표명 중 하나임.

- 파지리아러스®

  PHAGERIARUS®로 표현되며, **Phage**, Bacte**ria**, Vi**rus**의 합성어로써 인트론바이오의 기술 상표명 중 하나임.

- 트라이앵글 가설

  Triangle hypothesis로 표현되며, 인트론바이오만의 해당 가설을 의미함.

- 파지웨이®

  Phageway®로 표현되며, **Phage**와 **Way**의 합성어로써 인트론바이오의 기술 상표명 중 하나임.

- 황색포도알균

  Staphylococcus aureus 균으로 표현됨.

- 박테로이데스 자일라니솔벤스

  Bacteroides xylanisolvens 균으로 표현됨.

- 박테로이데스 불가투스

  Bacteroides vulgatus 균으로 표현됨.

- 리-패키징

  Re-packaging으로 표현되며, 박테리오파지가 새롭게 패키징되는 것을 의미함.

- 다크매터

  Dark matter로 표현되며, 우주의 암흑물질로 불리고 있음.

- 센트럴도그마

  Central dogma로 표현되며, 생명체의 세포에서 유전정보가 어떻게 이용되는지 그 흐름의 방향을 설명하는 원리로, DNA의 이중나선 구조를 밝힌 Francis Crick에 의해 처음 주장되었고, Arthur Kornberg 등이 보다 증명하여 노벨생리의학상을 수상하기도 했음.

- 판 구조론

  Plate Tectonics로 표현되며, Alfred Lothar Wegener가 주장한 대륙이동설을 일컬음.

- 판 파지 가설

  Plate Phage Hypothesis로 표현되며, 거대한 가상의 메가 박테리오파지로부터 모든 박테리오파지가 리-패키징된다는 인트론바이오의 가설 중 하나임.

- 허피스 바이러스

  Herpes virus로 표현됨.

- 수두 바이러스

  Chickenpox virus로 표현됨.

iNtRON Biotechnology, Inc.
BACTERIOPHAGE

BACTERIOPHAGE

Innovative–Innovation
New Drug Way

iNtRON Biotechnology, Inc.

What's the Way ?

it is iNtRON.

Contents

01 — BC Era
"First-in-Class" New Drug Development

02 — AD Era
"First-in-Concept" New Drug Development

03 — Next Eye

The future to come is tomorrow's today

it is iNtRON.

iNtRON initiated its business in 1999 as the "Korean Brand of Lab Reagents". Since 2004, the company dove into the field of diagnosis by developing and releasing animal diagnostic products. In addition, as the investment in bacteriophage technology began in earnest from this period, the first target was set as an alternative to antibiotics business for animals, and the company entered the related field for the first time.

In 2009, after a technical evaluation for listing on the KOSDAQ, with the successful listing on the KOSDAQ in 2011, the company leaped into the development of a super-bacterial drug called Endolysin; derived from bacteriophage technology. Afterwards, while going through the first clinical trial in 2014, the development of new drugs for human subjects was set as the company's core direction.

In addition to this, in 2019, it newly entered the field of anti-viral drug and vaccine development, and named it as the new goal of growth in the technology field. Also, iNtRON plans to advance into the field of immunotherapy by 2024.

With a strong growth standard, iNtRON has been seeking changes in the R&BD[01] field approximately every five years.

The Company has evolved in each field of focus from Lab Reagents to Diagnostics, and from Diagnostics to New Drug Development, in which the New Drug field has been expanded from Bacterial Infectious Diseases to Viral Infectious Diseases and ultimately to the Immunology field, with the slogan "it is iNtRON.". As a company who values presence in its respective fields, we've secured world technological competitiveness as a "Global R&BD Group" aiming towards becoming a "World-Class company in Diagnostics · Prophylactics · Therapeutics".

Subsequently, iNtRON's R&BD faced limitations in general IR[02] data or Academic journals to explain the start, growth, and goal of iNtRON's R&BD. For this reason, with the title of *"Bacteriophage; Innovative-Innovation New Drug Way"*, a company-introducing

01 It means Research & Business Development, which means that iNtRON is oriented towards market-oriented R&D, not simple research and development.

02 Investor Relations

book has been published.

We hope this book facilitates the understanding of iNtRON's R&BD infrastructure, as we navigate the process of establishing world-class technological competitiveness in the Bacteriophage field as a small bio-venture in Korea. This book will grant you a peek into the future iNtRON is paving in the world of biotechnology.

Through our story, we hope to help you navigate our process of theorizing the hypotheses assumed by iNtRON, the efforts that make it possible, and its success. **it is iNtRON.**

Entering the World of Bacteriophage

Under the motto of "Global R&BD Group," iNtRON has been concentrating on establishing a number of Platform Technologies in the direction of developing Innovative-Innovation Drugs, and bacteriophages are at the center of it.

Briefly, bacteriophage can be defined as "bacteria-eating viruses". It was first discovered by British scientist Frederick W. Twort in 1915 and French scientist Felix d'Herelle in 1917. In the early days, it was considered a gift from God that can control bacterial diseases, resulting in active research to understand these "creatures". However, due to the development of synthetic antibiotics centered on penicillin during the World War II, it did not have a place to stand. Then, in the 21st century, due to the misuse of existing synthetic antibiotics and the emergence of resistant bacteria, it has begun to be re-examined, where many researchers consider it an alternative to treat bacterial diseases. Traction in the bacteriophage world has resulted in the re-birth of interest which has once-again become an active research field.

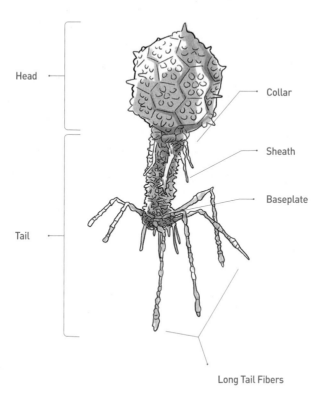

Head

Collar

Sheath

Baseplate

Tail

Long Tail Fibers

Bacteriophage

Through this, it can be said that the bacteriophage, can be considered an alternative to treating or solving bacterial diseases by rewording it's to, "bacteria-eating viruses". it is iNtRON.

01

BC Era

Before Concept - Before Cancer

First-in-Class
New Drug
Development

The First Application of Bacteriophage in the Animal Field

Based on the definition that bacteriophages are bacteria-eating viruses, iNtRON also has expanded its research related to the early stage of the business.

Initially, bacteriophage research was limited to the animal field rather than the human field, due to its practical limitations in administering the bacteriophage directly to humans at the time. Therefore, the direction was set to be applied first to livestock, which had a higher possibility than humans.

Bacteriophage treatment at the time was most efficient in the poultry industry, resolving the pertinent issue of bacterial diseases that plagued the food industry; *Salmonella* sp. The treatment was introduced and industrialized into the poultry feed as an additive, separating highly efficient bacteriophages. This was around the time of the revision of the Government's Feed Compendium[01], and in 2010, by working with a company specializing in feed additives, the feed additive product of bacteriophage was granted permission for use, and the related field began to grow industrially.

However, after the products obtained their initial approval, production of feed additives in the sales and marketing fields was entrusted to the affiliated feed additive companies, and iNtRON focused mainly on the production of raw materials for the bacteriophage itself and subsequent research. As a result, a lot of investment was made in the production of raw

01 The feed compendium stipulates matters related to feed processing, feed labeling standards, addition/mixing restrictions, etc. required to ensure quality control and safety of feed entrusted by the "Feed Management Act" of the Ministry of Agriculture, Food and Rural Affairs and the "Enforcement Rules" of the same Act.

materials for bacteriophage, and for this purpose, we focused on establishing a production system for various bacteriophages, such as improvement of production technology and establishment of a mass production system. We simultaneously focused on our R&BD platform for bacteriophage. More specifically, we began to expand while shifting the research field on bacteriophages from the animal field to the human field. That is, while the investment in the animal sector was limited to a certain portion of the investment, it was focused on R&BD in the human sector.

All in all, the bacteriophage field, which was first set up in the animal industry industrially, has brought profits to iNtRON to a new level. However, most of these profits are being reinvested in R&BD in the human field. The investment in the animal sector is set up in a business structure that does not exceed a certain level. At the time, it would have been essential to make larger investment in the animal field, but iNtRON's R&BD trajectory is set on the human field. Even if the animal bacteriophage market does not grow significantly, it has to endure to a certain extent. That being said, we cannot excel in both the animal and human.

It is necessary to explain in more detail the business structure related to the animal industry. When iNtRON produce and supply bacteriophage as raw materials, the Feed Additive Company produces it in the form of Feed Additives, which is supplied to the Feed Company, and the Feed Company produces it in the form of Feed and ultimately sells it to related livestock farmers. The most important aspect in this business structure is the demand in productivity and high concentration of bacteriophage. This created a high demand for iNtRON to develop a highly concentrated production system and a streamlined raw-bacteriophage-material production system. In this regard, iNtRON has great competitiveness.

In particular, the scale of iNtRON's production of bacteriophages is significantly different from that of foreign companies that mainly research and develop in the human sector. In the animal field, feed is produced in units of hundreds to tens of thousands of tons, and feed additives are also produced in units of several thousand Kg to several tons. Accordingly, the bacteriophage itself must also be produced in units of hundreds to thousands of grams or more. A production unit of this scale is unimaginable in the human field, and the iNtRON's bacteriophage production system is its competitiveness.

Moreover, iNtRON has been continuously carried out Phage Production Advancement Projects that improve the existing production system. Through this, we are developing technology to produce more simply, more systematically, and more efficiently. Much effort is being made to improve the raw material production technology of the bacteriophage itself. These efforts and investments are not simply for the animal sector, but it is expected the need for a "human body field bacteriophage" GMP[02] production facility will increase and give way to this new endeavor. In preparation, iNtRON will be securing relevant technology and data step by step to prepare for this time.

02   Good Manufacturing Practice

The initial industrialization setup of bacteriophage was started in the animal field, but related investments are mainly in the process of upgrading the production technology and production system targeting the human field. Through the completion of various bacteriophage platform technologies in the future, and bacteriophages are directly applied to the human body, there is an opportunity in securing technology that can be produced effectively and safely. it is iNtRON.

Initial Investment in Bacteriophage-Derived Endolysin

iNtRON has been expanding research on related bacteriophages, starting with the first application of bacteriophages to the animal field. However, there was a market limitation in the animal industry, and more importantly, there was a belief that the ultimate direction of drug development is to solely improve human health. Therefore, we inferred that the development of a moral-buster[03] drug would be true new drug development. To this end, it was necessary to establish a new strategy for converting bacteriophage

---

03   As a contrast to Block Buster, which refers to new drugs with sales of more than US$ 1 billion, it means new drugs that save dying people.

research into the field of the human health.

In due course, the company's R&BD direction was changed to the development of new drugs for in human sector. To begin our journey in the human application of bacteriophage, we had to understand the crucial components of the structure that will allow us to successful develop a moral-buster drug. The first component we noticed was the protein enzyme, endolysin, which is the key to the main function of bacteriophage and how it actually works when killing bacteria. This enzyme is host-specific, meaning, as the first target, a kind of super-bacteria called MRSA[04] and VRSA[05] was set as a target. For the first time, endolysin$_{(SAL200)}$ was developed from the purified bacteriophage, and related research was actively carried out for the clinical progress of the super-bacterial treatment.

04 Methicillin-Resistant *Staphylococcus aureus*
05 Vancomycin-Resistant *Staphylococcus aureus*

However, when the first clinical study of SAL200 was planned, great difficulties were encountered. There was no case of entering clinical trials using endolysin itself in any bio company in the world, including the USA and Europe. Accordingly, the company's capabilities were focused on how to go through the approval of a government-approved institution.

While iNtRON were meeting countless related professional organizations and companies such as KFDA, CRO[06], and clinical institutions of university hospitals, we sought consulting on the clinical design of the endolysin. However, most of them said that overseas cases, especially cases of the US FDA, were needed, and there were many twists and turns in solving this problem. The only way to overcome this was to reasonably persuade and understand government agencies, CROs, and university hospitals through own proof tests and data.

06 Contract Research Organizations.

After overcoming many difficult situations and difficulties, it finally received approval for phase I clinical trials from the KFDA. Finally, iNtRON was the first in the world to try to administer into the human as a true First-in-Class new drug through its own new drug candidate material. It was also a moment when the company became very great and proud.

The moment the SAL200 new drug was administered to humans for the first time, it was successfully administered without any major problems while washing away concerns about safety. Finally, the SAL200 new drug became the company's first injectable drug administered to the human and became the world's first endolysin new drug to enter clinical trials. This led to the acquisition of the name Tonabacase from WHO INN[07]. In the future, all endolysin companies around the world must use the last name of Bacase, and name them like Tona. It also made iNtRON take great pride in the fact that it created the surname of the new drug endolysin.

07 International Nonproprietary Names

The development of new drugs targeting endolysin, which was first started as a new drug SAL200, will come to a turning point in another development direction. That is, it was intended to challenge the big task of developing endolysin for Gram-negative bacteria.

To date, no company has succeeded in the development of an endolysin that is effective against Gram-negative bacteria using the endolysin itself. For endolysins to successfully lyse gram-negative bacteria, researchers must overcome several hurdles.

Endolysins function is powered by the proteins ability to specifically recognize and cleave the peptidoglycan layer of the bacteria, located on the out-most cell of the gram-positive bacterium. On the other hand, Gram-negative bacteria are composed of an outer membrane, thus protecting the bacteria from being cleaved by the endolysin. Fundamentally, it is orthodox that endolysin is not effective against Gram-negative bacteria.

Thanks to several proprietary technologies, iNtRON succeeded in developing a number of endolysin candidates against Gram-negative bacteria. Internal processing has allowed for the company to refine the product to be more suitable for a new drug development. By grafting protein engineering technology and bioinformatics technology to the endolysin itself, the platform technology to apply new functions was secured and the company's endolysin development direction was changed.

Our breakthrough technology brought about the birth of itLysin®[08]platform technology. The naturally occurring endolysin made way for SAL200 to be used in human application. itLysin® technology has paved the way for an illustrious list lift of novel endolysin development using it's enabling technology. The application has allowed a much-needed hurdled to be surpassed, though the enhancement or accessorizing of the endolysin to permeate the gram-negative bacteria. We are continuously bridging gaps in the industry. it is iNtRON.

08   The technical trade name of iNtRON. iNtRON + Endolysin

itLysin®

Breathing New Life into the Endolysin Field, itLysin®

Early endolysin research was limited to bacterial diseases that gave rise to superbugs such as MRSA and VRSA. There are two major reasons for this. The first was a technical limitation. It was difficult to find endolysin candidates with high efficacy from numerous bacteriophages while applying general protein engineering technology to a number of bacterial diseases. Secondly, determining the success potential of endolysin caused uncertainty. To this day, there are no existing clinical trials using endolysin itself worldwide.

Despite iNtRON's success in becoming the first to develop an endolysin-based drug, the company was limited to applying this technology to various bacterial diseases due to the limitations of the technology and the uncertainty of success. The company had no choice but to limit the number of bacterial diseases to target. When assessing these limitations, it was in the companys best judgement that the high risk to proceed with full-scale investment in the endolysin field was not warranted.

However, the spring of new drug development has arose for iNtRON. Their first new drug candidate, SAL200, successfully entered Human Clinical Trials, and SAL200 drug technology was then out-licensed to a Swiss company in 2018. As a result, iNtRON opened our eyes to the possibility of success and infinite development. From this time on, we thought that it would be necessary to make a more aggressive investment in the endolysin field. The decisive factor was the establishment of the company's own R&BD platform technology called itLysin®, enabling the scope of related research to be extended to various bacterial diseases.

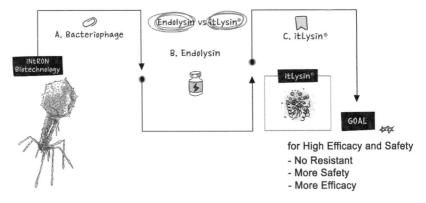

Comparison of Endolysin and itLysin®

Existing endolysins exist in nature, that is, they are designed to be developed as new drug candidates while maintaining their original form from bacteriophages. However, the core of itLysin® was to improve some of the shortcomings of the existing endolysin as a new drug or to maximize its advantages. Based on the knowledge and data built up so far, there came challenged to develop an ideal endolysin as a new drug. By applying protein engineering technology and bioinformatics technology, various functions are added to the protein, allowing the development of a new and improved drug candidate. By improving the related functions in this way, the possibility of success as a new drug are greatly increased, resulting in a positive result.

iNtRON has paved the way for new drug development based on bacteriophages. It has successfully achieved the first clinical trial and technology out-licensing with endolysin. Now, we are investing actively in the development of various endolysin candidates using the itLysin® field. With the birth of the R&BD platform technology for new drug development in the human (itLysin® Platform R&BD), the target of related bacterial diseases is gradually expanding. Through this, iNtRON's unique platform technology is further solidified.

The itLysin® technology is being applied to the development of endolysins for various bacterial diseases. The platform is structure into Gram-negative and Gram-positive bacteria and is under development to improve its efficiency through and through. Our pertinent focus is currently placed on the development of itLysin® for Gram-negative bacteria. For example, our most recent pipeline, GN200 series, effective against Gram-negative bacteria such as *Acinetobacter baumannii*, *Pseudomonas aeruginosa*, and *Klebsiella* sp. In order to increase the likelihood of success of a new drug development, the function is improved in various ways. As the comprehensive of the itLysin® platform technology, various technologies and information are being applied to the development of endolysin for Gram-negative bacteria.

In addition, as we focus on the development of itLysin®, we are engineering a modified endolysin which responds to Gram-positive bacteria such as *Clostridioides difficile*, *Bacillus anthracis*, and *Enterococcus faecium*. Resistance to these bacteria is rapidly increasing, subsequently causing the infections to spreading further. Accordingly, as the number of related deaths continues to increase, development of effective treatment is deemed essential.

The declining effectiveness of antibiotics and the resulting resistant bacteria are gradually impending poses great threat to human health and survival. In particular, it is said that the impact of COVID-19 infection and the increased use of antibiotics will further accelerate the threat. This has been extensively discussed in a special report recently published in 2022 by the US. The report re-evaluating the risk of antibiotic-resistant bacteria in the United States, and has announced[09] that it will make large investments in related fields.

The direction of iNtRON's itLysin® R&BD platform technology is to succeed in developing each itLysin® to treat major bacterial diseases. We aim to develop effective new drugs against various resistant bacteria that can be a threat to mankind.

During World War II, the breakthrough discovery of an antibiotic called penicillin was developed by Alexander Fleming. Since then, antibiotics have paved the way for the development of antibiotics. Due to the anatomy and genetic anatomy of bacteria, a demand in stronger antibiotics rose significantly. Due to the bacteria becoming genetically resistant and their innate ability to transfer genes from one bacteria to another, drug-resistant bacteria, or super bacteria, are threatening mankind.

09   COVID-19 US Impact on Antimicrobial Resistance, 2022.

After iNtRON's successful development of its itLysin® platform, candidate substances are labeled with -200: SAL200, BAL200, and GN200. This supports the aim to develop "a novel drug that lasts for more than 200 years". It also implied the concept that new antibiotics should be developed again from a "zero state" by going back to the "early 20th century" when penicillin was developed. It is clear that synthetic antibiotics that were triggered by Fleming's discovery are being used as medicines for countless infected patients. Throughout time, the medical field has heavily implemented the use of antibiotics to prevent, and treat patients, often exposing patients to multiple rounds of antibiotics. The continuous strain on bacterial cells have caused an influx resistant bacteria, paradoxically making antibiotics a substance that accompanies countless patients and deaths.

The world needs to redefine the direction of antibiotic development against bacterial diseases. It is necessary to invest in the development of new antibiotics that can more accurately respond to bacterial diseases by killing only harmful bacteria that are effective against resistant bacteria and increasing selectivity.

The dawn of precision medicine.

Existing synthetic antibiotics kill both harmful and harmless bacteria without distinction. Accordingly, it causes an imbalance of the microbiome, and eventually acts as a cause of various immune diseases as well as other infectious diseases. Here, it is also the reason that another strong resistant bacterium, that is, superbacteria, is emerging. Accordingly, there is an urgent need for the development of new antibiotics for mankind.

iNtRON, of course, will save the meaning of its existence as a company through blockbuster new drugs. However, we do not forget that it is also about saving the dying through the Moral Buster New Testament. The related R&D investment will continue until the related itLysin® candidates are successfully developed as new drugs and are of great impact to many people in the market that has demonstrated high demand and crucial need for intervention. it is iNtRON.

PHAGERIA®

Bacteriophage, New World Voyage to Immunity! PHAGERIA® Platform to Phageome

iNtRON's itLysin® R&BD platform technology is a major turning point that changed the direction of R&BD from the animal field to the human field based on bacteriophage. By setting up the new itLysin® technology beyond existing endolysin, the target bacterial diseases are also gradually expanding, and it is possible to target various bacterial diseases that have been a problem recently.

iNtRON, in addition to the itLysin® field, which mainly targets bacterial diseases, will take another step towards R&BD as a new field. Taking a stride towards immunity.

The Microbiome. That is, the gut microbiota. For several years, many domestic and foreign bio venture companies, large corporations, and university professor teams have been conducting extensive microbiome research. It is said that the total number of bacteria(Microorganisms) present in the gut is important for human health and disease. It is known that the role is innumerable, ranging from the acquisition of nutrients, protection from foreign substances, and various diseases. In particular, it is known that it has significant effect on human immunity, both directly and indirectly. Therefore, the microbiome should be regarded as one of the pillars of the development of new drugs in the future. To the extent that there is no other objection to here, research has supported the immense impact intestinal bacteria has on human immunity.

The development of NGS[10] technology makes analysis of intestinal microorganisms possible that have not been cultured

10   Next Generation Sequencing

until now. R&D in this sector is increasing. When the intestinal microflora was analyzed through NGS analysis, the data confirmed that it was composed of bacteria, viruses, archaea, fungi, and protists. Of the micro-organismal population of the gut, more than 93% were found to be bacteria, and thus term 'microbiome' was coined to refer to intestinal bacteria.

At this point, we will explain

why iNtRON is interested in immunity using bacteriophages.

What is the microbiome and gut flora?

A mass of bacteria...that is, bacteria.

If bacteria are important for immunity, it can be sufficiently connected that the bacteriophage that kills the bacteria will also have an important relationship with immunity. The bacteriophage will play an important role in immunity in harmony with the bacteria. As a result of this symbiotic relationship, an academic field called phageome was born, and iNtRON's PHAGERIA®[11] platform technology is targeting such phageome.

As such, if you understand that gut bacteria play an important role in human health and immunity, and that bacteriophages are defined as bacteria-eating viruses, in case of iNtRON, which has taken bacteriophages as the main axis of company research, it is certainly and natural to pay attention to the field of immunity.

iNtRON expanded its bacteriophage research field to Immunology, and took a step into another R&BD field. The phageome field was a new interest, defined as a platform technology called PHAGERIA® R&BD.

PHAGERIA® is a technical term for iNtRON, synthesized from bacterio**phages** and bacte**ria**. Simply put, it refers to the field of research and development based on the relationship between

---

11   The technical trade name of iNtRON. BACTERIO**PHAGE** + BACTE**RIA**

bacteriophages and bacteria. PHAGERIA® is a technical term that uses the concept that bacteriophage is a virus that eats bacteria, as it is. Beyond the general bacteriophage concept that bacteriophage eats bacteria, PHAGERIA® draws a relationship to intestinal bacteria. When bacteriophage eat intestinal bacteria, changes occur indirectly in the intestinal flora, which is based on the relation that it can affect human immunity and health. The concept should be understood differently from PHAGERIA® platform technology, which will be explained later.

iNtRON, in relation to PHAGERIA® technology, was the first to apply it to the animal field and developed an alternative to antibiotics. Regarding the human, the research area is expanding not only to Colorectal Cancer, but also to immune-neuronal system diseases such as Alzheimer's and Parkinson's disease. It is also connected to the field of microbiome research.

There are journals analyzing the frequency of bacteriophages in healthy people and people suffering from Inflammatory Bowel Disease(IBD). According to this, it can be seen that there is a large difference in the distribution of bacteriophages. It appears that certain bacteriophages are significantly reduced in the patient group. In another case, there are reports that when a bacterium called Proteus mirabilis is ingested into mice, it causes abnormalities in the dopaminergic nervous system. In addition, in the case of *E. coli* secreting a toxin called colibactin[12], it is found in many patients with colorectal cancer, and there are reports that, conversely, when *E. coli* are injected into mice, colorectal cancer is induced. Research to improve this as a bacteriophage is also in progress.

As such, it is becoming clearer that intestinal bacteria play a major role in human health and immunity. It is also the reason why research on bacteriophages, which are inextricably linked with bacteria, has to be actively conducted. Also, this is the reason iNtRON is compelled to take a stride towards immunity using bacteriophages.

12   Toxic metabolites secreted by *Escherichia coli*

iNtRON first paid attention to *Bacteroides fragilis* and *Escherichia coli*, which are known to cause colorectal cancer, and bft toxin and colibactin toxin, respectively, secreted by the bacteria. Bft toxin-secreting ETBF bacteria and colibactin toxin-secreting *Escherichia coli* were isolated and secured. In collaboration with a research team specializing in Organoids, research was also carried out as a means to verify. By inducing the tertiary structure of colorectal cancer, a model in which bft toxin and colibactin toxin change to cancer on organoids was established. Here, by treating the bacteriophage possessed by the company, cancer mutation is not induced, as well as the mechanism of what kind of change is caused in the mutation pattern.

As the next step, iNtRON plan to gradually expand our field of interest to Alzheimer's and Parkinson's disease. We have secured bacteria that are known to be highly related because they are mainly found in patients with Parkinson's disease. In particular, we paid attention to the bacteria such as *Enterococcus* bacteria and *Shigella* bacteria, along with *Proteus* bacteria. It isolates a bacteriophage with high activity corresponding to it and

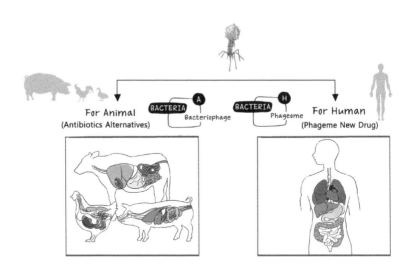

For Animal   BACTERIA   A   BACTERIA   H   For Human
(Antibiotics Alternatives)   Bacteriophage   Phageome   (Phageme New Drug)

Bacteriophage Biz Direction

characterizes it. As such, it is expanding to include neurological and immune diseases, and it is necessary to analyze related MOA and causes in parallel.

Nonetheless, compared to the microbiome, the field of phageome has not yet been actively researched worldwide. However, iNtRON clearly believes in it. Someday, as the importance of the gut bacteria becomes more and more proven, it will be revealed that bacteriophages play an important role at the center of it. Phageome will gradually come into the limelight, and iNtRON will blossom its competitiveness at the center of it. it is iNtRON.

02

AD Era

After New Definition/Doctrine

After Infectious Disease Drug

First-in-Concept
New Drug
Development

Combating Viruses with Bacteriophage, PHAGERUS®

So far, we have described the technology development based on the orthodoxy; "bacteriophage is a virus that eats bacteria". Based on this orthodoxy, iNtRON aims to develop a "First-in-Class" new drug.

From now on, we would like to explain the technology development starting from the new concept of PHAGERUS®[01] and PHAGERIARUS®[02] R&BD platform technology. Since

---

01   The technical trade name of iNtRON. BACTERIO**PHAGE** + VI**RUS**
02   The technical trade name of iNtRON. BACTERIO**PHAGE** + BACTE**RIA** + VI**RUS**

these technologies are based on iNtRON's own hypotheses, much research and data accumulation are needed. However, it can be said with certainty that as research progresses, data is accumulating that started from a hypothesis, but that it might actually succeed. We would like to talk about the challenges of iNtRON's First-in-Concept new drug development.

iNtRON has established a new hypothesis at the end of 2019, "Viruses evolved from bacteriophages". "ViP[03] Cycle Hypothesis". It means $\underline{V}$irus $\underline{i}$n $\underline{P}$hage or $\underline{V}$irus · $\underline{i}$NtRON · $\underline{P}$hage. It is based on the food chain between bacteriophages, viruses, bacteria, and mammals(humans and animals).

Simply, we have assumed three should be a kind of Food Chain, eat-and-eat relations in the four groups of humans, bacteriophages, bacteria, and viruses. To explain in a clockwise direction centering on humans; humans and bacteriophages do not kill or attack each

---

03   The iNtRON's Hypothesis. $\underline{V}$irus $\underline{i}$n $\underline{P}$hage or $\underline{V}$irus + $\underline{i}$NtRON + $\underline{P}$hage

other. They are friends to each other. Bacteriophages kill bacteria, but bacteria do not attack bacteriophages. Bacteria do not attack viruses. Viruses attack or kill people, but humans don't attack viruses.

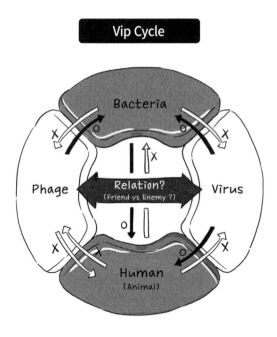

ViP Cycle Hypothesis

So, what is the relationship between bacteriophages and viruses? They do not attack or kill each other. So, enemies or friends? What kind of relationship is it? From this question, the hypothesis that "Viruses evolved from bacteriophages" has been started. In other words, we can't say exactly yet, but evolutionarily, it is assumed that viruses evolved from bacteriophages, which is the core of the "ViP Cycle Hypothesis".

Bacteriophages are known to be safe for humans as they actually exist in the body. However, in general, viruses do not exist in the body, and if present, they cause infectious diseases. The difference between whether it is safe for humans or not, this is one of the most different characteristics of bacteriophages and viruses. Bacteriophages can exist in the human body, but the virus must be outside the human body. Bacteriophages are parasitic on bacteria. Viruses are parasitic on the cells of higher organisms(including humans and animals). Why would there be a difference? iNtRON's thinking about this is a misunderstanding that comes from viewing bacteriophages and viruses as different organisms. In hindsight, suppose that the bacteriophage and the virus originated from brothers, that is, the same organism. Since they are the same organism, some exist inside the body and some exist outside the body.

Conversely, bacteria, phages, and viruses are the same 'guy' from the beginning. Although the two living things appear to be two separate creatures, in fact, it is inferred that they have only undergone an evolutionary process. Since bacteriophages are viruses that eat bacteria, they live as parasites on intestinal bacteria in the body. However, from the point of view of bacteriophages, they may not like to live by eating only intestinal bacteria. They must have felt that it would be inefficient to live on a huge prey (human cells) and only feed on gut bacteria. Therefore, it would have started to transform to hunt huge prey. To do this, it would have been necessary to first get out of the human body. Thus, the virus evolved from the bacteriophage as needed. This is a brief description of the "ViP Cycle Hypothesis".

Based on the "ViP Cycle Hypothesis", it is a virus that evolved from a bacteriophage. Therefore, the bacteriophage and the virus will have a very high genetic similarity. That is, the sequence present in the bacteriophage is not present in the virus, or the bacteriophage does not have a sequence present in the virus. That is, they will obviously have traces of each other, evolutionarily.

iNtRON first started analyzing SARS-CoV-2(COVID-19 virus), which caused a global pandemic. We wanted to compare it with a large number of bacteriophage pools[04] owned by the company. The amino acid sequence for the entire ORF[05] of influenza virus was extracted and secured from a public database. And, the number of ORFs were identified by performing annotation analysis on the bacteriophage possessed by the company in which the genome sequence was secured. To analyze the homolog, in-house blasting was performed and pairwise and multiple values were inputted. If an influenza homolog in the genome was found, whether it matches the ORF sequence derived from the previously analyzed bacteriophage annotation result value and the function

04 Referred to as BRB. iNtRON's Bacteriophage Resource Bank
05 Open Reading Frame

of the ORF were confirmed together. As a result of the analysis, it was confirmed that 21 types of bacteriophages among the bacteriophages owned by the company had homology with the influenza virus. In addition, analysis was started on G4 virus, which is a kind of human influenza virus. A similar analysis was performed. It was confirmed that 15 types of bacteriophages among the bacteriophages owned by the company had homology with the influenza virus ORF.

We think the collected data are examples of showing that iNtRON's "ViP Cycle Hypothesis" is not nonsense, but a hypothesis that has a great deal of potential. Based on this, PHAGERUS® R&BD platform technology began in earnest based on the established theory that "bacteriophage is a virus that eats bacteria" and the "ViP Cycle Hypothesis". If "bacteriophage = virus", we wondered if it would be possible to use bacteriophage to combat the virus itself which gave away to a new sector of research.

The top priority is the continuous acquisition of various bacteriophages. The number of bacteriophages that have been separated and secured so far has exceeded 500 species (BRB construction), and we intend to continuously expand this bacteriophage pool. In addition, genome analysis for the platform is essential, and ultimately, the focus is on securing a direct indicator or material that can play a role similar to that of a virus.

There is another important platform technology to acquire; robotic bacteriophage technology. A technolopgy that could manipulate bacteriophages at will and produce them with desired characteristics. That is, based on the "ViP Cycle Hypothesis", if a site or sequence that can play the same role as the virus is secured, it is necessary to introduce it into a desired safe bacteriophage. To this end, it is necessary to secure platform technology that can freely manipulate bacteriophages, as well as bacteriophages that will serve as deliverers. It is investing in securing so-called robot bacteriophage and related platform technology. Upon successful completion, it is possible to produce bacteriophages as desired.

PHAGERUS® R&BD first targets human influenza, avian influenza, and the G4 virus, which will cause major problems in the future. To this, the COVID-19 virus that caused the pandemic was also added. In addition, PHAGERUS® targets antigen-PHAGERUS®, adjuvant-PHAGERUS®, Ablp-PHAGERUS®, and Mock-up PHAGERUS® respectively.

Main Theme of PHAGERUS®

✓Target : Influenza, Avian Influenza, G4 virus, SARS-CoV-2

Vaccine
Ag-PHAGERUS®

Adjuvant-PHAGERUS®

Therapeutics
Ablp-PHAGERUS®

Mock-up PHAGERUS®

These platform technologies are ultimately aimed at developing vaccines or therapeutics against viruses. Through this process, we believe that it is the way to build another platform unique to iNtRON. This is the first step to developing "First-in-Concept" new drug like PHAGERUS® R&BD platform technology.

it is iNtRON.

The Birth of the "Triangle Hypothesis" A New Interpretation of Immunity? PHAGERIARUS®

As mentioned, iNtRON's research on bacteriophages first started with the concept of "a virus that eats bacteria." In addition, it has developed from bacteriophage-derived endolysin to itLysin® platform technology, and has expanded from the concept of an alternative to antibiotics to the development of new drugs for the phageome called PHAGERIA®. Furthermore, based on the "ViP Cycle Hypothesis", in which viruses evolved from bacteriophages, the PHAGERUS® platform technology was created to combat viruses using bacteriophages in the concept of "bacteriophage = virus". In parallel, the first priority is to build a so-called robot bacteriophage technology that can manipulate bacteriophages at will. As such, various new drug development programs are in progress based on global competitiveness in related fields, such as intensive investment in bacteriophages.

To explain by age, in the era of BC technology, it was the starting point of new drug development to treat resistant bacteria against bacterial diseases such as superbacteria with the itLysin® technology. Here, through PHAGERIA® technology, we are starting to develop new drugs for phageome rather than microbiome in terms of human immunity and health. In the era of AD technology, the field of bacteriophage R&BD is gradually expanding from super bacteria to phageome and virus areas, such as expanding to the area of developing vaccines and treatments for viruses with PHAGERUS® technology.

iNtRON wants to go one step further. We would like to introduce a platform technology field named PHAGERIARUS®, which is expanding investment in related R&BD step by step, considering it the endgame of the AD technology era.

Due to the pandemic of the COVID-19, the world has seen countless casualties over the past two years or more. It is a great misfortune, and it is also a great reminder of how infectious diseases can pose a great danger to mankind. If there is one income, it has become an opportunity for many people to understand and learn more about vaccines as well as the virus itself. In other words, the virus and immunity are inseparable. In particular, in the case of viral infectious diseases, it is felt once again that the best option that mankind can have is a vaccine. Accordingly, related investments are actively being made.

However, the more information about these vaccines and vaccine technologies is received through the media, etc., the more it is realized that there are many difficulties that are difficult to understand, including side effects. Over the past 100 years, numerous immune theories and data have been accumulated. Nevertheless, there are still numerous immune phenomena that cannot be fully explained. That each person is different. Therefore, the fact that it is difficult to clearly determine the appropriate response is also one of the facts that mankind has learned in the context of the corona pandemic. For example, even if some people get COVID-19, the symptoms are not severe, and some people experience severe symptoms while other ultimately die. Some people have fewer adverse reactions when vaccinated, while others die from severe side effects. So far, many aspects that cannot be explained appear, and people realized anew that there are still many unknown areas not only in the vaccine itself, but also in viral diseases.

At this point, iNtRON raises a big question.

Can the immunity theory or orthodoxy

that has been revealed so far be correct?

"Is there something experts are missing?"

We have a strong suspicion.

What is missing?

At this point,

iNtRON reverted its attention back to bacteriophage

Again, after starting from the existing theory that bacteriophage is a "virus that eats bacteria," it was explained that related research and development to combat viruses using bacteriophage is in progress based on the "ViP Cycle Hypothesis". Here, as you learned from the COVID-19 pandemic, the virus is in an inseparable relationship with immunity. By putting these together, another hypothesis was established; The Triangle Hypothesis.

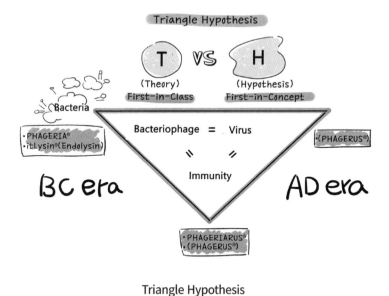

Triangle Hypothesis

It starts with the equation "bacteriophage = virus" and "virus = immunity". If so, it can also be said that "bacteriophage = immunity". This is also the reason why "the Triangle Hypothesis" came about.

The relation between bacteriophage and immunity was also described in the PHAGERIA® platform technology section. However, the triangle hypothesis differs from the immune association of PHAGERIA®. PHAGERIA® predicts that by eating bacteria, bacteriophage maintains the homeostasis by managing intestinal flora, which ultimately affects immunity. Bacteriophages are viewed as having an indirect effect on immunity. On the other hand, as a more advanced concept, the "Triangle Hypothesis" is that the bacteriophage itself or its derivatives will have a direct effect on immunity. Let us explain.

Just as bacteria and viruses are closely related to human immunity, bacteriophages are also considered to be closely related to human immunity. Until now, in immunology, when it comes to foreign substances (extrinsic factors), bacteria and viruses have come to mind. However, we wonder if we should treat bacteriophage as an important foreign substance now. Bacteriophage itself should be promoted to the same level as bacteria and viruses. Therefore, it should be classified as a separate foreign substance. In fact, it is thought that bacteriophage plays an important role directly or indirectly in human immunity. In this way, it can be said that the PHAGERIARUS® Platform R&BD platform technology is aimed at the field of immunotherapy ("Immune & Immunotherapeutics") development that regulates immunity based on bacteriophage. The ultimate goal is to develop IRs (Immune Regulators).

In 2020, a very interesting paper was published in Science Journal. In summary, it was announced that the protein of a bacteriophage that is parasitic on a bacterium called *Enterococcus hirae* in a prophage state has an anticancer function. While studying the relation between the microbiome and immunity, these scientists paid attention to the fact that *Enterococcus hirae* has anti-cancer immune function. However, after a deeper study, it was revealed that bacteria do not have anticancer immunity, but a substance called TMP[06] of prophage actually parasitic to bacteria regulates anticancer immunity. In other words, it was announced that bacteria are not involved in anticancer immunity, but that a specific substance of bacteriophage functions as anticancer immunity. It is said that it is effective against lung cancer, kidney cancer, and melanoma, which are TMP proteins derived from these bacteriophages. The implications are very great.

Bacteriophages are obviously thought to have a great influence on human immunity and health. As explained in PHAGERIA®, it affects bacteria indirectly while controlling it, but PHAGERIARUS® has a direct effect on immunity, and related research is being conducted.

The PHAGERIARUS® platform technology is particularly difficult, and the success of its development cannot be guaranteed. However, if you understand the thoughts and direction of iNtRON

06   Tape Measure Protein

a little bit, we think that the possibility of success in this field, as well as the expectation of the value when successful, will increase.

In explaining PHAGERIARUS®, there is a part that must be understood first. Lysogenic bacteriophage, also known as Prophage. We'll explain in the next section. it is iNtRON.

PROPHAGE
LYSOGENIC PHAGE

PHAGERIARUS®!
Pay Attention to Prophage

Bacteriophage can be broadly divided into lytic phage and lysogenic phage according to their life cycle. Lytic phage (the bacteriophage most commonly known) conceptually "eat" the bacteria resulting in death. On the other hand, lysogenic phages bacteriophages insert its genome into the genome of bacteria to live and kill bacteria depending on the environment, also called Prophage.

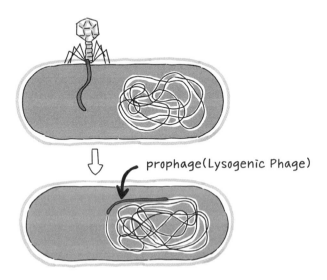

Prophage (Lysogenic Phage)

prophage(Lysogenic Phage)

In the early days of iNtRON, when bacteriophage was the main research, most of the R&D was mainly limited to lytic phages. This is natural, because bacteriophage is a virus that kills bacteria and common research already exists. Therefore, it was natural to limit it to a means to control bacteria. Which is the case for most companies and institutions researching bacteriophages.

However, as explained, bacteriophages are beginning to be linked to immunity. In particular, from the end of 2021 last year, iNtRON began to introduce the concept of immunity in earnest. At the same time, iNtRON began to pay attention to lysogenic phages. Unlike PHAGERIA® technology, PHAGERIARUS® defines bacteriophage as an organism that is more directly involved in immunity, rather than as an axis of the phageome. Accordingly, interest in lysogenic phages began to be triggered as the field of research was expanded to the field of direct immunity beyond association with intestinal bacteria. This is another new drug development challenge for iNtRON.

However, as explained, it is through PHAGERIA® that we first begin to link bacteriophages with immunity. In particular, from the end of 2021 last year, iNtRON began to introduce the concept of immunity in earnest. At the same time, iNtRON began to pay attention to lysogenic phages. Unlike PHAGERIA® technology, PHAGERIARUS® defines bacteriophages not only as one axis of the phageome, but also as organisms that are more directly involved in immunity. Accordingly, interest in lysogenic phage began to be triggered as the field of research was expanded to the field of direct immunity as well as correlation with intestinal bacteria. This is also another challenge for iNtRON in the field of new drug development.

As such, lysogenic phage called prophage refers to the previous stage of bacteriophage. Lysogenic phages live with bacteria with their genomes inserted in the bacterial genome. In the meantime, when the surrounding environment is favorable or unfavorable to them, it is changed into a lytic life cycle and transforms into a general lytic bacteriophage that shows a characteristic that kills bacteria.

Why? Did iNtRON become interested in prophages while linking bacteriophages with immunity?

It started with how intestinal bacteria can exist in the human body. The microbiome, or gut bacteria, is important for human health and immunity. As a result, the presence of bacteria in the body is taken for granted. However, if you think more about it, we think it's reasonable to question how bacteria can exist naturally in the body.

Intestinal bacteria, like general bacteria introduced from the outside, are foreign substances, not self, from the human body's immune system. This is because the immune system recognizes it as foreign and triggers immunity, and it is necessary to eliminate these bacteria. This can be understood by looking at the case of food poisoning bacteria entering the body. It triggers the immune system, and as a response mechanism, diarrhea and colic are experience, to get rid of these bacteria and return the body back to homeostasis. In addition, when a virus is infected, antibodies are made in the body and neutralized and eliminated.

As such, intestinal bacteria are also a kind of bacteria, and if so, it is natural that they must go through a kind of immune process called removal to prevent the human immune system from being present in the body as they are recognized as other substances. But, how can intestinal bacteria exist safely in the body? How does it affect our immunity and health? This is the first question and starting point of iNtRON's interest in prophages.

iNtRON's reason for paying attention to lysogenic phages, or prophages, is to be explained on the premise of assumptions.

Here's a concept to consider: First, the bacteriophage is isolated from the placenta of the born baby. It must be considered that this was inherited by birth from the mother. Because of this, bacteriophage also supports the fact that it is safe for the human body. In addition, just as bacteria exist in the intestine, bacteriophages may also exist in the body. As such, the bacteriophage existing in the body has no choice but to live by parasitizing the bacteria that feed on it. At this time, the bacteriophage needs bacteria as a food source. However, if all bacteria are killed at this time, eventually even the bacteriophage itself will die due to depletion of food (parasitic property). Accordingly, the bacteriophage does not completely kill all bacteria, but it is necessary to keep some of them alive. It is like a bear waiting for a warm spring while hibernating in winter. It is living in bacteria with bacteria while maintaining the lysogenic phage form.

Simultaneously, bacteriophages that live in the form of lysogenic phages in bacteria must ensure that the intestinal bacteria are evaded by the normal immune system. It should not be killed by the immune system. It is also their own food. To this end, it communicates with the CNS[07], ENS[08] and the immune system through a certain signal. It is sending a kind of fake signal to the body's immune cells, saying, "This bacterium is self, so don't kill it." For this reason, the bacteria in which the lysogenic phage is parasitic can escape from the immune system and live in the body. Of course, it has not yet been clearly identified. In any case, we think that the prophages are communicating with the body's immune system, and this is the biggest reason for the existence of bacteria in the gut. According to a paper 2019 published in Nature, this is not just an assumption, it can be said that it can happen.

iNtRON believes that the phageome, will be more important for human health and immunity than the microbiome. However, it

07 Central Nervous System
08 Enteric Nervous System

seems that many researchers overlook this. In other words, with the development of NGS technology, more than 93% of microbiome are bacteria, and the rest are analyzed as archaea, protists, and so on. According to the data, it appears that bacteria play a certain important role in an immume. However, in reality, although the bacteriophage is in charge of a more important function, this fact may be ignored. Just, we think it is because effective analysis of bacteriophages is not possible due to the limitations of related analysis technologies such as NGS.

Although the exact mechanism of the prophages parasitizing the intestinal bacteria has not yet been elucidated, it is thought that they regulate immunity while communicating with the immune system in the human body. This is the core assumption and start line from which PHAGERIARUS® R&BD platform technology was set up.

iNtRON is looking at it from the perspective of immunity and health, not the microbiome, but mainly the phageome. At the center of it, bacteriophages, especially prophages or lysogenic phages, are newly lit. Along with the existing general lytic phage, the subject of research is being expanded, and the direction is gradually changing R&BD with immunity.

iNtRON's PHAGERIARUS® R&BD platform technology seeks to understand immunity centered on bacteriophage. Existing researches have started from the proposition that bacteriophage is a virus that kills bacteria, but now we are looking at it as an organism newly involved in immunity. With bacteriophages as the core, we want to solve the big challenges of human health and immunity. By using bacteriophage-related technology, we are expanding the direction to the field of immunity.

It is essential to know how to distinguish lysogenic phages and establish a technique for isolating and propagating only lysogenic phages. It can be said that the construction and development of a culture method to pass these lysogenic phages constitutes a major core. In this field, iNtRON's unique technology is being developed. In addition, it is essential to obtain high-purity bacteriophages in research related to immunity using bacteriophages. Failure to maintain ultra-purity in immunological research will cause errors in related data. For this reason, the high-purity separation method of bacteriophage is also a very important technical field that is being built.

To find a way to easily induce lysogenic phages it is necessary to understand which genes and mechanisms cause lytic and lysogenic phages. To this end, the development of genome manipulation technology that can manipulate bacteriophages at will, such as a technique that can control lysogenic phages, is also a field that iNtRON is focusing on.

In addition, there is a need to establish an intestinal distribution map and analysis tool for lysogenic phage or lytic phage present in the body intestine. Furthermore, a technology capable of analyzing and isolating bacteriophages present in the body is also essential. iNtRON intends to continue making extraordinary investments in building a number of related platform technologies. it is iNtRON.

BC Era vs AD Era!
"from SUPERBUG to IMMUNE"

Until now, we have explained why and how iNtRON has expanded related technologies centering on bacteriophages. In particular, it can be said that starting from the KOSDAQ listing, the central axis of R&BD has been gradually expanded from super bacteria to the immune field, and we hope this has helped to understand some of this.

iNtRON's R&BD platform technology can be largely divided into BC technology era and AD technology era. The BC technology era means the <u>B</u>efore <u>C</u>oncept or <u>B</u>efore <u>C</u>ancer technology era. It can be briefly defined as the period in which

"First-in-Class" drug development was initiated based on the itLysin® platform and the PHAGERIA® platform. In contrast, it means the AD technology era, After New Definition/Doctrine or After Infectious Disease Drug technology era. Based on this new concept, PHAGERUS® and PHAGERIARUS® platform technologies were born, which are based on the "ViP Cycle Hypothesis" and the "Triangle Hypothesis", respectively. In other words, in addition to the "First-in-Class" new drug development so far, we have moved to the "First-in-Concept" new drug development, and are expanding the bacteriophage research field into a wider range of research fields.

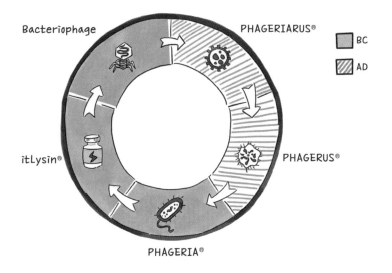

Bacteriophage PHAGERIARUS®

itLysin® PHAGERUS®

PHAGERIA®

BC

AD

Classification of technologies in the BC and AD Eras

Regarding the R&BD area of iNtRON, it may seem somewhat difficult and complicated to understand. However, the most important point is that iNtRON started with "Korean Brand of Reagents", passed through the field of diagnosis, and now has changed the direction of its R&BD to new drug development. After being listed on the KOSDAQ, it has been establishing a number of new platform technologies over the past decade. This can be expressed as "from SUPERBUG to IMMUNE", and it is expanding beyond bacterial and viral diseases to immune diseases. More importantly, it is still seeking change and innovation under the motto of "Global R&BD Group", which is also the meaning contained in "it is iNtRON."

So far, through the yesterday and today of iNtRON R&BD, related platform technologies have been explained in an easy-to-understand manner. Of course, it is not possible to include everything on paper, and moreover, a significant part is a technical secret area, so it cannot be said that it contains all of iNtRON's R&BD. Just, we hope you understand the reasons for the birth of various platform technologies ranging from "Frist-in-Class" drug development to "First-in-Concept" drug development by iNtRON. If that happens, we believe that you will be able to predict the tomorrow and future of iNtRON to some extent. If iNtRON's past has made it what it is today, iNtRON's today will be the priming water to open the future. Again, we hope this book has helped you to understand the future of iNtRON and the way iNtRON wants to go.

In the next section, we will describe areas that are still only plans, but have a more distant future in mind. In addition, we would like to introduce the imagination of iNtRON's bacteriophage under the title "Next Eye". **it is iNtRON.**

03

Next Eye

The future to come is
tomorrow's today.

Phageway®

Sew Immunity by Hanging NGS on Phageome ; Phageway®

Immunology seems perfect, but in some ways, it is sloppy, and we used the expression "sew" to mean that these parts are sewn up to make them more perfect.

As explained earlier in the PHAGERIA® section, over the past decade, the importance of the microbiome in the human body has been increasingly emphasized in terms of health and disease. It has been known that intestinal bacteria play a large role in helping the absorption of nutrients or in having the power of the human body to resist from the outside in various diseases ranging from gastrointestinal diseases to neurological diseases. This is showing results that have been further specified by the development of NGS (Next Generation Sequencing) technology.

Microbiome analysis studies using these NGS technologies have been mainly focused on bacterial flora, fungi, and archaea. On the other hand, it can be said that NGS research on bacteriophages has been relatively neglected. According to the results of NGS analysis, it is revealed that more than 93% of the microbiome is bacteria. Considering this, since bacteriophage is a virus that eats bacteria, it was necessary to analyze the phageome as well. Nonetheless, research on this is relatively wasteful, and related research has only recently been initiated little by little.

Why? iNtRON provides a simple answer to this.

Until now, bacteriophage is thought to simply a "virus that eats bacteria" as defined in the early 1900s. Under the definition of "a virus that eats bacteria," the research and development so far had to be conducted mainly with the concept of a kind of an alternative to antibiotics in response to bacterial diseases. It is believed that there were innate limitations. In addition, since only the importance of bacteria in human immunity and health is emphasized, there would be some distance from directly linking bacteriophages with immunity. Therefore, we think it is natural that it was relatively far away from the area of interest.

iNtRON predicts that if bacteria are important to the immunity and health of humans (including animals), bacteriophages will be even more important. For this reason, we think it is necessary to secure a wide range of data by applying NGS technology, such as the distribution pattern in humans for phageome. If these data are built, we believe that certain facts that play a more important role in human health and immunity, that we are not aware of, and that have been overlooked in existing immunology, can be found. This is expected to be of great help in the successful development of PHAGERIARUS®.

iNtRON intends to introduce NGS technology to intestinal bacteria and microbiome to bacteriophage and phageome. Through this, we intend to use it as a source of not only accumulating various data, but also providing continuous research themes to the individual · Enterprise · Government

Phageway™ iNG Service

Phageome Analysis

Phageway® Service

PHAGERIARUS® platform technology. This platform is being planned and prepares under the name, "Phageway® ING Service".

It is predicted that the phageome, is involved in the metabolism of bacteria, virulence, biofilm formation, etc. as well as controlling the number of beneficial and harmful bacteria while coexisting with bacteria, and furthermore, they will be in charge of immune regulation functions in the human body.

Until today, more than 100 years after the first discovery of bacteriophage, most bacteriophage research has been mainly invested in the field of utilizing bacteriophage itself for bacterial control purposes. However, from now on, it should be noted that bacteriophages have various genetic materials, form phageome in association with immunity, and play an important role in human health and immunity. In other words, I think it's time to pay attention and think about how to use it well. It is necessary to analyze this well and to identify the connection with disease or immunity, which is an important issue and a task to be solved in terms of related research institutes.

Phageome, or bacteriophages, are still thought of as the "Dark Matter" of the universe, which is still not clearly identified. There is much to discover about these organisms. What we do know is it exists in various forms in our body and is responsible for maintaining homeostasis and maintaining health against numerous bacteria and viruses. It is believed to play a key role in immunity. These regulators or regulating factors are collectively defined as IRs, and developing them is the PHAGERIARUS® platform technology, and more investment will be made on this. On this path, we believe that the "Phageway® ING Service" for Phageome will have a great influence on the establishment of related research directions. it is iNtRON.

PHAGEOME
FOOD

Phageome Food; Restores Immunity and Leads to a Healthy Life

The human gut can be seen as providing a kind of place for the microbiome community. At birth, the microbiome derived from the mother settle in the gut. After that, it develops rapidly due to various environmental factors, and each individual's microbiome settles down. This history of development shows a similar flow in the case of bacteriophage. The figure below is a mimetic diagram often cited along with the development history of the microbiome in the phageome. It is a picture showing the change in the diversity and population of bacteriophages as they get older.

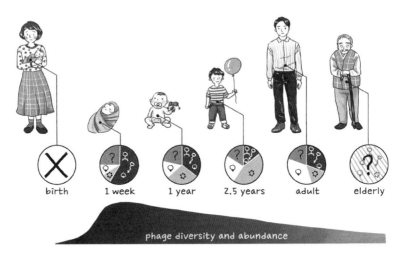

Phageome Development with Age

As shown in the picture, only a small part of the phageome is present at birth, and rapidly increases between 1 and 2 weeks. The diversity and population of bacteriophages are explosively increasing. The phageome, which showed an explosive increase within 1-2 weeks after birth, is maintained at a certain level until 2-3 years of age. However, it tends to decrease rapidly in adulthood and then drastically decrease to a remarkably small level in old age.

As such, at the time of birth, only a part of the phageome is present in the body. However, the reason why it increases explosively within 1 to 2 weeks and this trend is maintained only until 2 to 3 years of age has not yet been clarified. However, based on the accumulated data and knowledge, we would like to explain this in terms of a kind of assumption.

When present in the mother's placenta as a fetus, the fetus has no reason to have its own phageome or microbiome. However, at birth, a certain number of phageome or microbiome are passed to the placenta connected to the mother. It can be seen from the separation of bacteriophage and bacteria from the placenta of a newborn baby. As such, at the time of birth, the primary goal of the phageome transmitted from the mother is the need to settle countless microbiome in the intestine (so that the body is healthy and the immune system is activated). To this end, the prophage, which has been parasitic on bacteria, is newly re-packaged in various forms and serves as a bacteriophage. That is, it would have been necessary for lytic phages to rapidly increase. Only in this way can the beneficial bacteria introduced from the outside settle well and the harmful bacteria killed, ultimately establishing a stable microbiome. That is, in order to stably and successfully settle the microbiome in the intestine, a phageome is naturally necessary. Just, it was only present in the state of prophage in bacteria for efficient survival. Then, in the microbiome partially introduced from the mother, it is finally developed into a new type of lytic phage through re-packaging. It controls bacteria introduced from the outside through various foods and feeding, and if necessary, parasitizes bacteria again as a lysogenic phage. On the other hand, it also plays a role in killing harmful bacteria with lytic phages. For this, the explosive development of bacteriophage, in other words, the burst period of phageome would have been necessary. In other words, we think it was necessary to maintain it at least for 1 to 2 weeks after birth and until 2 to 3 years old. In general, essential immunity is almost complete at this time.

As explained above, the phageome develops in various ways from birth to 2 to 3 years of age. However, with age, the number of these phageome decreases, and the diversity index also decreases accordingly. If we connect this to human health and immunity, it seems that phageome have a very high correlation. Since this part was explained in PHAGERIA®, we will not emphasize it any more.

So, why does the number or diversity of phageome decrease as people age? Let us briefly explain. The phageome develops as people age. Due to this, since the microbiome has settled well in the intestine to a certain level, it is not necessary that the bacteriophages need to be more numerous in terms of diversity or number. In other words, the phageome will maintain a stable state as it ages, and most of the bacteriophages seem to live while parasitizing the microbiome in a lysogenic phage state. Then, due to some environmental factors, we wonder if it is partially re-packaged as a lytic phage and plays its original role. The change from lysogenic phage to lytic phage begins. Also, this causes changes in the immune system. The bacteriophage itself may be the prevalence factor, or it may also remove the prevalence factor. It is like the two sides of a coin. iNtRON defines these immune regulator factors as IRs, and is also setting it as one development goal for the PHAGERIARUS® platform technology.

Phageome have a great influence on building an appropriate immune system in the body from birth. It can be inferred that it plays a very important role in maintaining a healthy life. However, as these phageome age and go through a stabilization process, ironically, their diversity and number decrease. As a result, the immune system begins to weaken, and the defense against foreign substances (bacteria or viruses, etc.) is weakened in reverse. It will cause health problems. To prevent this, it is necessary to continuously introduce new phageome. However, in the case of foods or foods we commonly consume, most of them are forms in which bacteriophage cannot enter the human body. In other words, the influx of new phageome becomes impossible with age. Therefore, it is thought that the continuous development of the phageome becomes impossible.

Most of the foods consumed as adults are aseptic or sterile, in which bacteriophages do not exist. Thus, it may be a cause of making it impossible to enter the human body of bacteriophage, ultimately reducing the diversity and number. For example, in milk straight from the farm, bacteriophages are detected at significantly higher levels $(>10^4\ pfu/ml)$. However, bacteriophages are not detected in the sterilized milk we drink. In general, commercial milk pasteurized according to the Pasteur method; it is an environment in which even some bacteriophages can be detected in some cases. In summary, since most food processing processes generally go through a process to eliminate bacteria, bacteriophages are also removed together, so detection is low or not detected at all. As another example, a large number of bacteriophages are generally detected in spring water or bottled water of mineral springs. In addition, bacteriophages are also detected in fermented foods such as yogurt and fermented legumes such as soybean paste and fermented soybean paste. Of course, since the detection and analysis data of bacteriophages is data limited to some foods, it is still dangerous to generalize them to the whole. However, when looking at the types of foods above, which foods do you think would be better for your body based on common sense? iNtRON also cannot provide a clear answer yet. However, if we expect a variety of phageome, so if we want to regain healthy immunity, it can be inferred that we must be in an environment where we can ingest a variety of phageome. It is expected that this will be revealed through various research results in the future.

We want to tell you something interesting here. It is a lactic acid bacteria product made of *Bacillus* sp. bacteria. In general, as a reason for taking lactic acid bacteria, there are many advertisements and publicity for the purpose of strengthening the intestinal microbiome more stably. Recently, there are many products that advertise that a kind of feed for bacteria should be consumed together. In addition, many products are being marketed that advertise that they settle well in the intestines after ingestion. An interesting fact here is that dairy companies that produce lactic acid bacteria are startled and very reluctant to approach bacteriophages. This is because when the bacteriophage is infected, killing the lactic acid bacteria spawn occurs. Sometimes, when a bacteriophage is infected during the fermentation process, fermentation is often messed up due to a kind of foaming during fermentation. Because of this, these dairy companies treat bacteriophages as enemies of fermentation and go to great lengths to block their entry.

iNtRON thinks there is a problem with dairy production. Since bacteriophages are currently excluded from the lactic acid bacteria used in dairy production, we think this is like supplying a kind of shell bacteria. In order for the incoming lactic acid bacteria to function properly, they first need to adapt well to the immune environment in the intestine and settle down. To do this, it must first be evaded from the immune system. They have to survive to be able to settle down well (See AD Era Section "PHAGERIARUS®! Pay attention to Prophage").

Second, it is necessary to continuously introduce new bacteriophages. It is believed that only when the phageome is well developed can the immune system become active and ultimately lead to a healthy life. For these two reasons, if the bacteriophage is not a lactic acid bacterium, it cannot properly settle in the intestine, and also cannot bring about an increase in the diversity and population of the phageome. Therefore, the intake of lactic acid bacteria from which bacteriophages have been removed is thought to be equivalent to eating a kind of shell. to this end, it is necessary to develop new lactic acid bacteria spawn. In other words, it is considered that a new lactic acid bacteria spawn should be developed, and a new fermentation technology should also be developed.

iNtRON has been emphasizing the importance of phageome in human immunity and health. Bacteriophages must be in an environment that can be continuously introduced into the body, and if not, the diversity of phageome in the body decreases with age, resulting in a decrease in population. As a result, it is inferred that it tends to be easily exposed to dementia, cancer, and various bacterial and viral infectious diseases. In order for a people to live a healthy life even in old age, it is necessary to have an active immune system. This is thought to be based on the diversity and number of phageome. However, most people are not in an environment where they will be exposed to bacteriophages as they age. Therefore, we guess if it is ultimately not possible to have a healthy immune system.

iNtRON is drawing in on Phageome Food. We infer there is a need for phageome food that can increase the probability of contact with bacteriophages. Through the intake of these foods, it is necessary to develop the immune system more, as well as to increase the diversity and number of bacteriophages in the body. There is an expectation that Phageome Food can make people healthier. However, there are still many things to review about Phageome Food, so it is not in the stage of full-scale. However, we believe that if the various innovative technologies that iNtRON is attempting succeed, the time to meet them in reality may come. Today will pave the future.

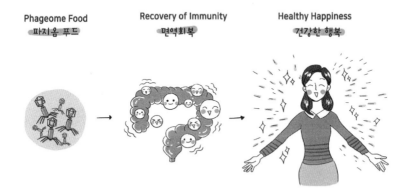

Health and Immunity through Phageome Food

Phageome Food
파지옴 푸드

Recovery of Immunity
면역회복

Healthy Happiness
건강한 행복

Phageome Food

iNtRON believes bacteriophage have a very close relationship with living organisms, including humans. This is an important basis for continuing related research. Various interests in bacteriophage are connected to "Origin or Evolution of Organisms" as well as "Plate Phage Hypothesis". iNtRON is attempting to write a fun virtual novel in wings of imagination.

it is iNtRON.

PLATE PHAGE
HYPOTHESIS

A Giant Hypothetical
Mega Bacteriophage!
"Plate Phage Hypothesis"

Plate Tectonics is one of the theories that explains the origin of the six continents of the earth, and even experts shake their heads because it is so difficult to understand, so we will not go into detail. Simply put, it is said that one continent has been divided into several continents.

The reason why the theory of plate tectonics came out of nowhere: the bacteriophage is also divided from a "plate phage" (hereinafter referred to as re-packaging), and so it was coined "Plate Phage Hypothesis".

When explaining the bacteriophage, it was said that the phage took form of parasite by intervening in the intestinal bacteria, called a prophage (lysogenic phage). Where did they all originate from, and what are the differences?

An example of a bacterium isolated from the human intestine called *Bacteroides xylanisolvens* will explain this. The genome of *B. xylanisolvens* was independently analyzed through NGS technology. Bioinformatics analysis was performed with a prophage prediction program called Prophage Hunter. At this time, the sequence predicted to be a gene derived from bacteriophage was analyzed to about 258, and it was found that it was widely inserted into the isolated bacteria genome. The same analysis was performed in the case of lbacteria called *Bacteroides vulgatus*, which is another enteric bacterium. 96 genes were predicted to be genes derived from bacteriophages, and it was also analyzed that they were evenly incorporated into lactic acid bacteria. Of course, the bacteriophage gene sequences found in *B. xylanisolvens* or *B. vulgatus* are not identical.

In this way, when performing genome analysis of intestinal bacteria such as *Bacillus* sp. bacteria found and isolated in the intestine, it is possible to find a kind of gene island analyzed by a sequence predicted to be a gene derived from bacteriophage. This is also evidence that, as mentioned above, prophages enter the intestinal bacteria in a lysogenic form and live as parasites. Because of this, it is thought that ultimately the lactic acid bacteria can live without being recognized as external substances by escaping from immune system.

What role do bacteriophage-derived genes, which are found everywhere in the intestine, play? iNtRON believes that these genes go through a process called re-packaging to develop into bacteriophages with lytic functions, which then go through a process of killing bacteria or proliferating themselves. In other words, it is thought that the bacteriophage-derived genes embedded in the *Enterobacteriaceae* will be re-packaged like Lego blocks into various types of bacteriophages in the future.

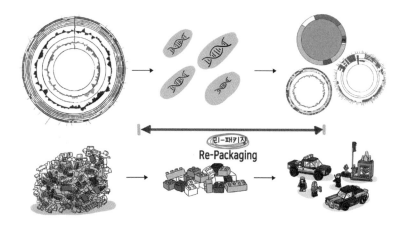

Plate Phage Hypotesis

Re-Packaging

It is thought that the bacteriophage-derived genes inserted in the intestinal bacteria will acts as Lego blocks. What would happen if we took out all the bacteriophage-derived genes present in these enterobacteria and linked them together? One giant, mega bacteriophage genome could be made. There could be a whole set of large bacteriophage genomes that act like plate phages. We wonder if the bacteriophage genomes of this collective concept are made into individual bacteriophages through a re-packaging process like Lego blocks as needed.

For example, there is a report of attempting a type of genome analysis called cross assembly by analyzing the intestinal phageome through NGS analysis. A new giant bacteriophage called cross-assembly phage (crAssphage) has been predicted. However, it was actually isolated from a bacteria called *Bacteroides intestinalis*, and a similar phage called Gubaphage was also isolated. According to iNtRON's hypothesis, these crAssphage or Gubaphage are small offspring or evolved bacteriophages of a type of plate phage. Although invisible, there must have been a giant bacteriophage that became the ancestor of these baby bacteriophages. Or, it may still exist in the form of pieces of Lego blocks in various bacteria. It cannot exist in reality, but if all of them are connected, it will become a giant bacteriophage, which can be called a virtual giant, mega bacteriophage, and it is likely to be a plate phage.

"Plate Phage Hypothesis" is derived from the concept of "Plate Tectonics", and it cannot be proven accurately, and there is no reason to do so. Just, when analyzing overall several genomes of bacteriophage, it is only estimated that the probability is high. iNtRON is looking at "Plate Phage Hypothesis" as a target for new drug development, not a target for proof. This is being applied appropriately to the development of new drugs. Since we have been carrying out various research and development activities with bacteriophage at the peak, the more we know, the more bacteriophage is approaching as a great attraction. Therefore, we have summarized the concept with the hope that you will understand even the slightest bit.

Having explained the "Plate Phage Hypothesis", we would like to take it a step further and explain the thoughts of biological evolution more fundamentally. it is iNtRON.

DARK MATTER
EVOLUTION

"Dark Matter" of Biological Evolution? Bacteriophage

When describing the universe, there is a term called "Dark Matter". In particular, it is a term that comes out when explaining the theory of cosmic evolution, and it is a substance known to account for more than 23% of the materials that make up the universe. It refers to a substance that cannot be observed by electromagnetic waves such as radio waves, infrared rays, visible rays, ultraviolet rays, X-rays, and gamma rays, and whose existence can be recognized only through gravity.

Analysis through X-ray observations revealed that even elliptical galaxies contain more than 10 times more Dark Matter, and that larger celestial bodies such as galaxy clusters and superclusters contain more Dark Matter. However, the composition of Dark Matter is still an unsolved problem. What is known so far is the prevailing theory that Dark Matter is composed of elementary particles with weakly interacting masses. Anyway, it is only predicted or estimated that it will play a big role in the theory of cosmic evolution.

iNtRON thinks that bacteriophages maybe Dark Matter of organisms. Similar to the concept of Dark Matter of the universe, we think that it has had a great impact on the evolution of living things, including humans. In the evolution of living organisms, we would like to talk about the imagination of whether "Dark Matter" is a bacteriophage.

What was the first living organism on Earth or what was its origin? The question and the answer to it, are still incomplete, although mankind is still interested in it. So far, no theory has been able to fully explain it. Various hypotheses are just being talked about in the name of theory. First of all, when explaining evolution, there may be confusion, but the first organism on Earth and the origin of the organism must be understood separately. Although the first organism and the origin of the organism seem to be the same, they have completely different meanings, and you must be wary of using them as the same concept.

Earth's history is thought to be about 4.6 billion years old. As for the first organism on Earth, there are several hypotheses. Although there is no clear basis yet, such as Spontaneous Generation Theory, Biogenesis Theory, Extraterrestrial Life Theory, Creation Theory, and Primitive Life Theory, various hypotheses explain the first living things on earth.

Although all the hypotheses differ greatly in content, there are common characteristics of the first organisms on Earth. Since this is the common ancestor of all living organisms that exist today, "it must have had absolute common characteristics with all living organisms today". The genetic code is DNA, and the genetic code is transcribed into RNA that acts as an intermediary, ultimately synthesizing proteins. It would have been an organism that followed the Central Dogma theory, which was also the theory that won the Nobel Prize.

To begin with the conclusion, iNtRON believes that the first organisms on Earth are likely to have been bacteriophages. And, it is assumed that the origin of the organism was some DNA fragments of bacteriophages, which are about the primitive ancestors of bacteriophages. These DNA fragments start from a concept similar to that discussed in the previously described "Plate Phage Hypothesis". iNtRON's hypothesis can be said to be significantly different from existing hypotheses that are currently accepted in two major ways.

First, several hypotheses suggest that the first organisms on Earth were bacteria. The "Deep-Sea Vent Theory" is representative, which is the hypothesis that the first organism (bacteria) originated from the concentration of organic matter in a Hydrothermal Vent. It is mostly accepted because it is statistically probable, but like the previous conclusion, iNtRON believes that bacteriophage is the first organism on Earth.

Second, according to several hypotheses, the origin of the first organisms on Earth may have been nucleic acids such as DNA or RNA. In this respect, iNtRON also fully agrees. But, DNA? RNA? As for the biological origin, no conclusions have been reached yet. There are many scientists who claim that it might have been RNA. However, it is similar to the Egg or the Chicken debate. Precisely, it is not yet clear whether DNA or RNA is the origin of living organism. iNtRON thinks it must have been DNA. This is because DNA is considered to be superior in terms of efficiency and safety in the evolution of genetic material.

In summary, bacteriophages were the first organisms on Earth. Its origins are fragments of DNA that may be the primitive ancestors of bacteriophages. Bacteriophage, which was born from a piece of bacteriophage DNA, is estimated to have evolved into all current organisms as needed through a process of evolution of billions of years. Accordingly, it is thought that the unsolved problems of human immunity and health can also be found in bacteriophages. Accordingly, it is thought that the unsolved problems of human immunity and health can also be found in bacteriophages.

Let's assume, as the general hypothesis says, that bacteria were the first living organisms. Indeed, was there a reason to create a creature called bacteriophage through evolution from the standpoint of bacteria? From the point of view of bacteria, there would have been no reason to create their own natural enemies called bacteriophages. Rather the opposite, let's think from the bacteriophage's point of view. In order to live on their own, bacteriophages would absolutely need bacteria. They would have needed organisms called bacteria that could live as parasites and sometimes serve as prey. As a storage device and food for bacteriophages, they would have needed bacteria. In this way, from an evolutionary perspective, it would be more reasonable to view that bacteria evolved as needed from bacteriophages. In addition, bacteriophage had a reason to store bacteria more safely. Therefore, it would have been necessary to have a place to store it, such as the intestines of animals including humans. It is probably one of the reasons why intestinal bacteria exist in the human body. This part was explained in AD era, "PHAGERIARUS®! Pay attention to Prophage" section, but will be explained again in the next section.

At this point, we will try to explain the evolutionary theory of bacteriophages and viruses. In many academic journals, bacteriophage is defined as a member of the virus family. In terms of evolutionary theory, it seems that bacteriophages evolved from viruses. iNtRON is thinking the opposite. Of course, there is no data or academic journals to prove this. It's just iNtRON's idea. We will summarize iNtRON's position from two main points of view.

First, let us explain in terms of "the Food Chain".

Let's look back at iNtRON's ViP Cycle, which was explained in the PHAGERUS® section earlier. According to the ViP Cycle, viruses most likely evolved from bacteriophages. Bacteriophages are safe enough to exist in the human body. Viruses don't. Let's think about it from the perspective of the bacteriophage that exists in the body. It may be dissatisfying to live by eating only bacteria, and therefore, it would have been necessary to eat large animal cells compared to bacteria. For billions of years or more, to survive, it may have needed a larger prey, and possibly even a large-scale transmission (infection) capability. In order to parasitize or prey on animal cells, evolution including mutation, would have been necessary. It was an urgent priority to get out of the animal, and it must have gone through the first stage of evolution and mutation. It's a virus. In this way, the bacteriophages evolved into viruses, by having an ability to infect animal cells (including humans), have prepared the perfect weapon for survival as well as increasing their population. To further strengthen it, it may be undergoing further mutation and evolution. Like the COVID-19 or the Flu virus, sometimes it creates a pandemic situation and rapidly expands its territory, and isn't this creating another evolutionary foundation? Using bacteriophage, it will be possible to combat the virus.

Second, we will explain from the viewpoint of nucleic acids, that is, DNA and RNA, which constitute bacteriophages and viruses.

Many viruses having an RNA structure have been found, and many viruses having a DNA structure have also been found. Corona virus (COVID-19), Influenza virus, AIDS virus, Ebola virus, etc. are viruses of RNA structure. On the other hand, Herpes virus and varicella virus are viruses that have a DNA structure. In general, viruses with high pathogenicity and strong propagation can be said to be RNA viruses mainly composed of RNA structures. This is because the structure of RNA can propagate quickly and can be easily mutated to increase survivability. In contrast, bacteriophages are mainly found to have a DNA structure. Of course, RNA bacteriophages with an RNA structure are also found, but few RNA bacteriophages have been found so far, such as Leviviridae and Cystoviridae. Compared to DNA bacteriophage, the number is so small that it can be ignored.

In particular, with the development of NGS, it became possible to analyze the phageome present in the intestine, and related reports are being made little by little, although not many. Bacteriophages present in the intestine are being analyzed as DNA bacteriophages. We think this is a very interesting result. That is, there has been no case where RNA bacteriophages have been found by intestinal NGS analysis. As mentioned above, countless bacteriophages have been isolated in addition to bacteriophages present in the intestine, but most of them, no, almost 99% are DNA bacteriophages, and RNA bacteriophages are almost non-existent. Why?

Here, we will mention iNtRON's "ViP Cycle Hypothesis" once more. iNtRON claims that "Viruses are organisms that evolved from bacteriophages." In particular, it can be said that RNA bacteriophages evolved into viruses. From the bacteriophage's point of view, in order to effectively live as a parasite in the intestine, a DNA structure would have been much easier than an RNA structure. It must have been a DNA structure so that it could survive inserted into intestinal bacteria (prophage/lysogenic phage form). Through this, it is possible to increase the viability and proliferation efficiency more. Conversely, since RNA-type bacteriophages could not exist in the body and did not need to exist, they would have had no choice but to escape to the outside of the body. It's time to start "Evolution". Therefore, it is thought that it must have evolved into a virus as it escaped to the outside. For this reason, RNA bacteriophages are rarely isolated, and highly pathogenic viruses are mainly in the form of RNA viruses. This is an inference consistent with the above.

So far, we have summarized and explained the thoughts of iNtRON, which claims that "Bacteriophages are the first organisms on earth, and their origins must have been DNA fragments of bacteriophages". We think this can be proven naturally if iNtRON continues to focus on developing new drugs using bacteriophage.

As such, the bacteriophage that iNtRON is looking at has gone beyond the concept of a simple "Virus that kills bacteria." It has direct, as well as indirect, relevance to human immunity, and this has been expanded to a concept that is evolving while controlling intestinal bacteria. According to the concept, the first organism on Earth is a bacteriophage, and its origin may be a piece of DNA that is about the primitive ancestor of the bacteriophage.

If we can control bacteriophage, we will have a weapon that can effectively combat viruses as well as bacteria. If we go further, we will find the key to immunity in bacteriophages, and we think we will be able to open "Pandora's Box" that can ultimately maintain a healthy life for people. Although this is starting from "Presumption," it is full of "Conviction," and we believe that it will be naturally proven with the success of new drug development related to bacteriophage. **it is iNtRON.**

BACTERIOPHAGE EVOLUTION

The Endless Greed
about the Bacteriophage
Leads to Evolution

"The first organisms on Earth must have been bacteriophages, and their origins must have been DNA fragments that were the primitive ancestors of bacteriophages."

- iNtRON

The DNA fragments that are the proto-ancestors of bacteriophages have evolved in some way. In order to live on their own, they created a means of survival called bacteria. To do this, first of all, bacteriophages had to take good care of bacteria, so we

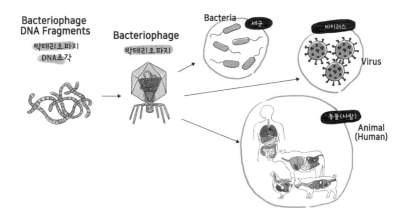

Evolution of Bacteriophage

wonder if they created a kind of "Bacterial Storage Warehouse" like the intestines of animals (including humans). It would have been necessary to create a Bacterial Storage Warehouse in the gut and to properly communicate with the immune system so that the intestinal bacteria could survive. Bacteriophages are able to escape from the immune system, and bacteria parasitizing in the form of prophages can also escape the immune system. In the next evolutionary step, bacteriophage evolved into a virus in order to proliferate in a larger population and to hunt another prey called an animal cell. It is thought that bacteriophage may have evolved under the name of virus through the medium of animal cells, including humans. The reason why bacteriophages are escape from the immune system is that DNA fragments of bacteriophages is the origin of the first organisms on Earth, and this seems to be "the order of nature". Because of this, the immune system has no reason to remove the bacteriophage itself, and thus bacteriophages are not harmful to humans. Again, we have no intention of proving it separately. This idea will be revealed naturally.

Bacteriophage, the first organism on Earth, started from a piece of DNA. In order to create bacteria and take good care of them, a "Bacterial Storage Warehouse", such as the intestines of animals, was needed. Again, they began to hunt abundant prey called animal cells, and some of them evolved into viruses. The evolution of living organisms on Earth began from the DNA of bacteriophages in order to survive, and is continuing. As there is a book that states, "Human evolution is only the evolution of DNA itself", we agree with this. However, in addition to that, it is the DNA of bacteriophage. Isn't life on earth a product of evolution created by the necessity of bacteriophage? Bacteriophages are still going through the process of survival and evolution through animals (including humans), bacteria, and viruses. Accordingly, bacteria and viruses will continue to have a Love-Hate relationship with living things, including humans. Only when people know bacteriophages can humans find ways to counteract bacteria and viruses. Anyway, the endless greed of bacteriophage is leading the evolution.

iNtRON is currently developing new drugs with bacteriophage at its peak. Bacteria and viruses will accompany humans indefinitely, and at times pose a great threat to mankind. For this reason, in order to establish effective countermeasures against bacterial diseases and viral diseases, it is necessary to understand and use bacteriophages well. And more, the development of new drugs using these bacteriophages will ultimately be directly linked to human health and immunity. Based on this, we will hold the key to human health and immunity. it is iNtRON.

from SUPERBUG to IMMUNE,
Hold the Key!

So far, we have spread our imagination about the perspective of looking at iNtRON's bacteriophage and its R&BD platform technology.

To summarize the core, early research on bacteriophages started with "viruses that eat bacteria" and focused on developing new drugs for resistant bacteria called super bacteria. However, as we entered the realm of phageome through PHAGERIA®, we became interested in immunity. The technology era up to this point is classified as the BC Era, and its goal is to focus on developing "First-in-Class" new drugs. Here, as we entered AD Era, we began to develop "First-in-Concept" new drugs. Based on the platform technology of PHAGERUS® and PHAGERIARUS®, it is investing intensively with the goal of combating the virus and ultimately developing new drugs targeting immunotherapies. It can be said that the R&BD area for bacteriophages has been widely expanded from Super bacteria to immunity. iNtRON has secured world-class technological competitiveness in this field, and continues to sail tirelessly with the development of New Drugs "from SUPERBUG to IMMUNE" as the polar star.

During the development of new drugs using bacteriophage, hypotheses such as "Dark Matter" and "Plate Phage Hypothesis" as well as "ViP Cycle Hypothesis" and "Triangle Hypothesis" have emerged. Moreover, even the origin of living organisms on Earth was explained with a focus on bacteriophages. However, there is no reason to want to prove this separately, or a need to prove it. Just, as iNtRON develops "First-in-Concept" new drugs along with "First-in-Class" new drugs using bacteriophage, we think there will be opportunities to prove it naturally. In the hope that you will understand even a little bit, we have explained the origins and reasons for why we have been so focused on bacteriophages, which are considered the north star of R&BD, through this booklet. **it is iNtRON.**

We hope that there will be
a lot of support and encouragement
as you watch the path of
"from SUPERBUG to IMMUNE".

Ending

Sad to finish
the book

In the case of iNtRON's New Drug Development, no matter where it started, iNtRON's present is based on bacteriophage, and its eyes are looking at today of a more distant future.

There is no easy path on the path of new drug development, but even so, we could have chosen the slightly easier path or followed the path others had taken. It is also true that there is a vague fear of walking on a road that no one has gone before.

Development may fail, and there may be difficulties in proving hypotheses. There is also the fear that there will come a situation where we have no choice but to give up in the middle. However, it is because there is fear that the noble word challenge was born. In addition to the challenge, iNtRON considers survival. This is as if the bacteriophage continuously evolving may be seen as expanding its territory, but the inner layer is survival, and it is endlessly changing and evolving for its survival.

As such, change and evolution are caused by fear, and it is essential to survive. However, as these fears are sublimated into trembling in anticipation, we imagine the time when the distant future will come to today, and we only move forward with greater hopes and expectations than anyone else, and more than anything else. `it is iNtRON.`

Passion, Flexibility, and Me
"Only passion makes me free!"
it is iNtRON.

Bacteriophage I
Innovative-Innovation New Drug Way

the first impression of the first edition Feb, 27, 2023
the second impression of the first edition Jul, 27, 2024

Author CEO / iNtRON Biotechnology, Inc. **Publication** crepas book   **Publisher** Jang Mi Ok
Editor CEO / iNtRON Biotechnology, Inc.
   Address A-1315, 288-14, Galmachiro-ro, Jungwon-gu, Seongnam-si, Kyeonggi-do
       (Sangdaewon-dong, SK V1 Tower), 13201 Korea
   Tel. (+82) 31-739-5378
   Website www.intron.co.kr / www.iNtODEWORLD.com

Publication Registration August 23, 2017 No. 2017-000292
Address 3rd floor, Ogu Building, 25-11 Seongji-gil, Mapo-gu, Seoul
Tel (+82) 2-701-0633   **Fax** (+82) 2-717-2285   **E-Mail** creb@bcrepas.com

ISBN 979-11-89586-58-4 (03510)
Price 18,000 won

The National Library of Korea Publication Schedule for this book is located on the homepage of the bibliographic
information distribution support system (http://seoji.nl.go.kr) and
the comprehensive national catalog construction system (http://kolis-net.nl.go .kr).